Stop au mal de dos

L'auteur

Le Dr **Gilles Mondoloni** est médecin ostéopathe et attaché des hôpitaux de Paris.
Il est chargé d'enseignement en médecine vertébrale à l'Hôtel-Dieu, hôpital parisien (service du Dr Jean-Yves Maigne). Il est l'auteur du livre *Se soigner par l'ostéopathie,* paru aux éditions Odile Jacob en 2006. Passionné par les médecines naturelles, il aborde le mal de dos avec une vision globale qui réconcilie la médecine classique avec les médecines naturelles.
Son site professionnel : www.osteopathiemed.org

Préfaces

Le Dr **Jean-Yves Maigne** est rhumatologue. Professeur reconnu et expérimenté, il est chef du service de médecine physique et de rééducation fonctionnelle de l'Hôtel-Dieu, à Paris.
Le Dr **Didier Feltesse** est rhumatologue et ostéopathe. Il s'est spécialisé en médecine physique et en réadaptation fonctionnelle. Il est aussi président du Groupe d'enseignement et d'étude en médecine manuelle ostéopathique de la faculté de médecine de Paris 13 (Bobigny).

Sommaire

Sommaire

Préfaces

Je trouve deux qualités précieuses à ce livre signé par le Dr Gilles Mondoloni : la concision et la précision.
Concision, car c'est une gageure que de présenter une question si complexe en 272 pages. Les causes du mal de dos sont multiples : les unes ont à voir avec la colonne vertébrale – une structure dont l'auteur nous laisse entrevoir toute la complexité –, les autres avec le système nerveux de la douleur et ses dérèglements. Pourtant, dans tous les cas, le symptôme est le même, une douleur lombaire pouvant irradier plus ou moins loin dans les jambes… On conçoit que la tâche du médecin puisse être difficile, probablement plus que dans d'autres disciplines médicales où un simple examen permet d'arriver au bon diagnostic.
La précision est la deuxième qualité de ce livre. Toutes les étapes de la prise en charge du patient sont décrites et expliquées, depuis l'examen du dos jusqu'aux différents traitements en passant par l'étape de l'imagerie, laquelle n'est essentielle que dans certains cas. Comme l'auteur nous le rappelle d'ailleurs avec raison, le scanner et l'IRM ne sont

pas toujours nécessaires ; ils peuvent même être nocifs, car orientant sur de fausses pistes.
Le traitement du mal de dos a beaucoup progressé depuis vingt ou trente ans. Le Dr Mondoloni a pris le parti, avec justesse, de présenter des techniques d'autorééducation, qui permettent de conserver souplesse et conscience de son corps, et de soulager la plupart des douleurs naissantes. L'implication du patient dans son propre traitement est fondamentale, tous les travaux scientifiques le soulignent, mais celle du médecin l'est tout autant. À cet égard, la qualification du Dr Mondoloni en médecine manuelle-ostéopathie est un véritable atout, car les techniques de soin qu'offre cette discipline sont particulièrement utiles. Cependant, je dirais qu'il ne faut pas trop hiérarchiser les traitements du mal de dos. Tous ont leurs indications et leurs contre-indications. La médecine manuelle n'est pas meilleure que les anti-inflammatoires, pour ne citer qu'eux, ou préférable aux infiltrations ou à la chirurgie. Chaque traitement a sa place dans cette affection complexe, et le médecin doit en rester le chef d'orchestre, comme le décrit fort bien le Dr Mondoloni dans cet ouvrage clair et complet, auquel je souhaite un succès mérité.

Jean-Yves Maigne, médecin rhumatologue, chef du service de médecine physique et de rééducation fonctionnelle de l'Hôtel-Dieu, à Paris

Quel merveilleux défi nous lance le Dr Gilles Mondoloni à travers ses cinquante conseils pour réussir, enfin, à ne plus souffrir du dos et à gérer la douleur !
Nous savons aujourd'hui que le mal de dos est la première cause d'invalidité à l'âge moyen de la vie, et que plus de deux personnes sur trois en souffrent ou en ont souffert. Quatorze millions de consultations médicales par an concernent les problèmes de dos. Le Dr Gilles Mondoloni nous rappelle l'importance du diagnostic médical. Lorsque nous souffrons du dos, nous devons toujours rechercher s'il existe un traumatisme (plus ou moins ancien), une fatigue avec perte de poids ou la présence de douleurs accompagnées de fièvre, plus ou moins persistantes au repos avec l'impression d'une inflammation, ou bien liées à la souffrance d'un organe. Une douleur du dos sur dix provient en effet d'un viscère : cœur, poumons, estomac, foie, pancréas, côlon, prostate (chez l'homme), utérus ou ovaires (chez la femme). Heureusement, la grande majorité des douleurs du dos sont mécaniques et non d'origine infectieuse, inflammatoire, traumatique, viscérale ou, pire, cancéreuse.

Les muscles du dos sont également très sensibles au stress – nous connaissons tous l'expression « en avoir plein le dos » –, c'est pour cela que nous devons considérer le mal de dos comme un signal d'alarme. Le mal de dos nous alerte, nous rend vigilants et nous conduit à nous poser les vraies questions : suis-je trop stressé, déprimé ou en colère ? Est-ce que je fais suffisamment d'activité physique ? Est-ce que j'ai une alimentation équilibrée ? Les moyens qui sont mis en œuvre pour guérir notre mal de dos sont autant de possibilités de guérir notre corps et notre esprit tout à la fois. Il faut juste que le patient et son thérapeute soient en phase pour permettre un travail d'équipe efficace. Le Dr Gilles Mondoloni est un confrère que je connais et apprécie depuis de nombreuses années. Il nous fait partager, dans ce livre plein de bon sens, toutes ses connaissances sur le dos. Docteur en médecine, il connaît parfaitement la posture, la rééducation fonctionnelle et la médecine du sport. C'est aussi un humaniste qui s'intéresse beaucoup à la psychologie humaine. Il est très ouvert aux médecines complémentaires, telles que la phytothérapie, l'acupuncture, l'homéopathie ou les réflexothérapies, ces médecines qu'on qualifiait autrefois, à tort, de « parallèles » ou de « douces ». Nous savons pourtant qu'une manipulation mal faite peut être douloureuse, qu'une plante mal prescrite peut être dangereuse. Ce ne sont pas non plus, à mon sens, des médecines « alternatives », car elles doivent marcher « main dans la main » avec la médecine classique.

Le praticien qui s'occupe du dos doit connaître les indications des techniques de pointe en imagerie médicale (IRM, scanner en 3D), ainsi que les dernières techniques chirurgicales ou radioguidées. Dans cet ouvrage, le Dr Gilles Mondoloni rappelle que, lorsqu'un médecin soigne un patient qui souffre du dos, il doit l'aborder dans sa globalité ; nous ne soignons pas une image, nous soignons un individu qui bouge et qui pense. La rhumatologie actuelle sait très bien qu'une arthrose observée sur une radio ou une hernie discale constatée à l'IRM peuvent n'être associées à aucune gêne, à aucune douleur.
Enfin et surtout, Gilles Mondoloni est médecin ostéopathe. C'est un « manuel », au sens noble du terme, car, comme l'écrivait le philosophe Alain, « la main est la projection de l'intelligence ». La main est un outil merveilleux pour le diagnostic et la thérapeutique lorsque nous souffrons du dos. Elle permet « d'écouter » le corps qui souffre et peut soulager ce dernier si la dysfonction est réversible, sans lésion organique. L'ostéopathe doit être un clinicien, mais aussi et surtout un « mécanicien ». Je me souviens, adolescent, avoir dévoré un livre de Joseph Kessel : *les Mains du miracle.* Cet ouvrage a été à l'origine de ma vocation médicale. Malheureusement, le médecin ostéopathe ne fait pas de miracle, il n'a pas de pouvoir divin. Il nous reste encore beaucoup à découvrir sur l'origine de la douleur du dos et sur les mécanismes des manipulations.

Les cinquante conseils que vous livre ici le Dr Gilles Mondoloni vont vous permettre de mieux comprendre pourquoi vous souffrez du dos. « Connais-toi toi-même », disait Socrate, tout comme un adage dit que « comprendre, c'est guérir ». Après avoir lu cet ouvrage, non seulement vous pourrez vous soulager par une bonne hygiène de vie et des exercices adaptés, mais surtout, si votre douleur ne cède pas, vous saurez à quel type de praticien vous adresser. Je vous souhaite une bonne lecture et je remercie encore le Dr Gilles Mondoloni pour tous les conseils qu'il donne dans cet ouvrage précieux.

Dr Didier Feltesse, ancien chef du département de médecine manuelle ostéopathie (université Paris 13), spécialiste en médecine physique, médecin ostéopathe et traumatologue du sport

Introduction

Qui n'a jamais souffert un jour de son dos ? Torticolis, lumbago, sciatique, cruralgie ou hernie discale sont des pathologies si courantes aujourd'hui que les cabinets des médecins et des kinésithérapeutes sont de plus en plus visités par les nombreuses personnes souffrant de ces maux divers : on peut parler d'une véritable « épidémie » ! Quel paradoxe : à une époque où la médecine chimique n'a jamais été aussi puissante et où de très nombreux articles sur les maux de dos paraissent chaque semaine dans la presse et les magazines, plus de 75 % des Français sont concernés par une pathologie du dos.

En finir avec le mal de dos ?

Pourtant, des solutions simples, efficaces et sans risque existent ! À travers cet ouvrage, vous allez acquérir une meilleure compréhension des mécanismes de votre mal de dos et des traitements proposés habituellement par la médecine allopathique. Pour vaincre la douleur et venir à bout de vos maux de dos, je vous propose de devenir le partenaire de votre médecin et de vous mettre à l'écoute de votre corps et de votre mental. Vous vous impliquerez davantage dans votre traitement, et c'est ainsi que vous adopterez les bons gestes pour ne plus avoir mal au dos dans votre vie de tous les jours, au travail ou en faisant du sport…

Ne restez pas démuni face à votre pathologie du dos, qu'elle soit récidivante ou persistante, légère ou aiguë… Avec l'apprentissage de certaines techniques et des autotraitements extrêmement efficaces, vous allez pouvoir apaiser vous-même vos douleurs. Vous saurez étirer, masser, renforcer les bons muscles, repérer les zones réflexes qui soulagent au mieux votre corps, et pratiquer les bons sports en fonction de vos possibilités.

Ce livre va aussi vous apporter de nombreuses solutions pratiques issues de médecines alternatives, telles que la phytothérapie, l'homéopathie, l'aromathérapie ou la micronutrition. Étant donné que le mal de dos ne peut pas être dissocié du mental et du stress, vous y découvrirez aussi des exercices ciblés de relaxation et de respiration, afin de retrouver l'harmonie, la souplesse et le bien-être à tous les niveaux. Car vivre sans souffrir du dos, c'est désormais possible ! Je vous accompagne sur la route de votre guérison.

Bonne lecture !

CHAPITRE I

Pourquoi a-t-on mal au dos ?

Le mal de dos est de plus en plus répandu dans notre société. En lisant ce livre, vous allez découvrir que vous n'avez pas mal au dos par hasard. Vous comprendrez au fil des pages comment est fait votre dos et comment il fonctionne précisément. Vous allez également connaître les facteurs qui favorisent le mal de dos, certains connus et d'autres qui le sont moins. C'est un voyage passionnant au cœur de votre physiologie auquel je vous convie. Vous allez devenir un patient éclairé, le partenaire de votre médecin. D'une situation passive, vous allez devenir actif et aurez, dès lors, toutes les chances de marcher sur le chemin de la guérison.

1. Test : Connaissez-vous l'anatomie du dos et les maux qui y sont associés ?

Je vous propose de tester vos connaissances sur le dos et ses maux les plus courants. Répondez à ce questionnaire de manière spontanée sans trop chercher à réfléchir. Les réponses aux questions seront, je l'espère pour vous, un moyen de mieux comprendre votre propre mal de dos.

1. Il y a moins de gens qui souffrent de mal de dos que par le passé…

☐ Vrai ☐ Faux

2. Le mal de dos est peu influencé par le mental…

☐ Vrai ☐ Faux

3. Les vertèbres sont toutes de taille identique…

☐ Vrai ☐ Faux

4. Le dos est un empilement de vertèbres séparées par des disques…

☐ Vrai ☐ Faux

5. Il existe des courbures dans le dos…

☐ Vrai ☐ Faux

6. De bons abdominaux protègent du mal de dos…

☐ Vrai ☐ Faux

7. Une douleur mécanique située dans le dos peut réveiller la personne qui en souffre, généralement la nuit…

☐ Vrai ☐ Faux

8. Une douleur inflammatoire crée une raideur matinale…

☐ Vrai ☐ Faux

9. Si l'on a mal à un endroit du dos ou du bassin, l'origine de la douleur est forcément locale…

☐ Vrai ☐ Faux

10. Un mal d'estomac peut entraîner un mal de dos…

☐ Vrai ☐ Faux

Réponses

1. C'est faux : nous sommes plus sédentaires que par le passé ; notre masse musculaire au niveau du dos et des abdominaux est peu développée chez la plupart d'entre nous.

2. C'est faux : le mental, le stress, les émotions négatives sont à l'origine d'au moins la moitié des douleurs de dos, surtout lorsque la douleur dure depuis longtemps.

3. C'est faux : les vertèbres cervicales sont plus fines que les vertèbres dorsales ou lombaires.

4. C'est vrai : les disques intervertébraux unissent les vertèbres et participent à la stabilité de la colonne vertébrale.

5. C'est vrai : le dos n'est pas droit ; ses différentes courbures augmentent la solidité de la colonne vertébrale.

6. C'est vrai : de bons abdominaux forment une ceinture abdominale naturelle qui protège des maux de dos.

7. C'est faux : une douleur mécanique ne réveille généralement pas la nuit, à l'inverse d'une douleur inflammatoire.

8. C'est vrai : une douleur inflammatoire crée généralement une raideur matinale d'au moins 30 minutes.

9. C'est faux : une vertèbre peut souffrir sans faire mal localement, mais peut créer une douleur à distance (par exemple, une vertèbre en souffrance peut créer une douleur dans la fesse).

10. C'est vrai : une souffrance de l'estomac peut effectivement être à l'origine d'une douleur dans le dos.

2. Le mal de dos, « mal du siècle » : pourquoi ?

Personne n'est épargné ou presque par le mal de dos aujourd'hui, et cette tendance est malheureusement en constante augmentation !

Un motif de consultation très fréquent

La prise en charge du mal de dos par l'Assurance maladie représente un coût énorme pour notre société. Voyez en quelques chiffres : le mal de dos est à l'origine de 3 % de l'ensemble des consultations médicales, de 9 % des consultations de médecins généralistes, de 8 % des actes de radiographie et de 30 % des soins de kinésithérapie. Il ne faut pas non plus oublier que le traitement du mal de dos est à l'origine de nombreuses hospitalisations et opérations chirurgicales. Dans le monde du travail, le phénomène est préoccupant : on y dénombre quantité d'accidents et d'arrêts de travail, de reclassements professionnels et d'invalidités. Comment peut-on expliquer un tel phénomène ?

Le dos est un tuteur souple et résistant qui supporte tout notre corps et permet sa mobilité à travers les trois plans de l'espace. Grâce à notre dos, nous pouvons marcher, nous déplacer, nous tenir debout, nous pencher en avant et en arrière, nous incliner et tourner sur les côtés. Mais cette belle « machine » a besoin d'un entretien régulier pour faire fonctionner tous ses rouages de manière optimale. Pour se faire, nous devons apprendre à entretenir nos muscles, nos articulations et les disques situés entre nos vertèbres.

En cause : un mode de vie toxique !

Le mal de dos prend sa source dans notre mode de vie actuel, qui est beaucoup trop sédentaire. Nous faisons de moins en moins d'effort physique, nous nous déplaçons de moins en moins, nous restons trop longtemps assis dans de mauvaises positions et effectuons des tâches répétitives, ce qui, tôt ou tard, a une influence négative sur la mobilité de notre dos. En outre, il ne faut pas oublier que notre mode de vie moderne, stressant, éreintant, déshumanisé et déséquilibré, est aussi responsable des maux de dos.

Pour vaincre le mal de dos, il faut que vous ayez conscience de la globalité de votre problème. La prise en charge sera, elle aussi, nécessairement globale. Vous allez alors découvrir que votre mal n'est pas une fatalité !

3. La douleur : un signal d'alarme

Nous utilisons sans cesse notre dos au quotidien sans en avoir toujours bien conscience. En plus de permettre la bonne réalisation de tous les mouvements de notre corps, notre dos envoie beaucoup de messages nerveux dans les membres supérieurs et inférieurs, dans la tête, le thorax et le ventre. Le dos apporte de la force, de la précision et de la finesse à nos mouvements. C'est une partie du corps très complexe qui se trouve à l'interface entre notre cerveau, notre moelle épinière et nos muscles, mais il arrive que notre dos devienne « dysfonctionnel », et ce pour plusieurs raisons : nous pouvons par exemple souffrir de problèmes mécaniques après avoir porté des charges lourdes sans échauffement ; nous pouvons ressentir des douleurs suite à un mouvement de torsion du dos en pratiquant un sport. Le déplacement ou le tassement de vertèbres, l'arthrose du dos ou l'enraidissement de nos muscles peuvent également expliquer certaines de nos douleurs.

Le miroir du corps

Les maux de dos sont aussi le reflet d'un manque d'entretien physique – lorsque nous ne faisons pas assez d'exercice, par exemple – ou de certaines

erreurs alimentaires, qui encrassent notre organisme. Vous le découvrirez dans le chapitre VI, p. 239.
L'origine des douleurs de dos peut également être très trompeuse. En effet, nous pouvons ressentir des douleurs au niveau du dos qui viennent en fait d'ailleurs : ainsi, un ulcère d'estomac, une colique néphrétique ou un kyste à l'ovaire peuvent être à l'origine de douleurs dorsales ou lombaires. Il est important d'y penser pour ne pas passer à côté d'un tel diagnostic. On comprend alors toute l'importance d'un examen médical précis avec un diagnostic bien posé avant de commencer tout traitement.

Le dos est aussi en relation avec le mental

Lorsque nous sommes fatigués, stressés, un peu déprimés, bref que nous en « avons plein le dos », notre colonne vertébrale peut aussi nous faire souffrir. Ce phénomène se rencontre d'ailleurs de plus en plus fréquemment. Voilà pourquoi, à chaque fois que nous ressentons une douleur au niveau du dos, il faut la considérer comme un véritable signal d'alarme. Plutôt que de s'apitoyer sur la douleur, il est important, avec l'aide d'un médecin ou d'un thérapeute, de comprendre ce qui se cache derrière les sensations douloureuses. En effet, on ne souffre jamais par hasard ! La douleur du dos peut provenir d'une erreur alimentaire, d'un choc émotionnel, d'un stress, d'une mauvaise posture… Le fait de saisir l'origine précise d'un mal de dos permet d'aller à la source du problème et, par là même, de soulager efficacement le mal de dos. On agit alors sur sa cause et sur ses conséquences.

Je vous invite donc à reconsidérer vos douleurs de dos comme des signaux à comprendre, qui peuvent vous aider à avancer, à travailler sur vos erreurs, sur vos manques et, surtout, sur vos besoins. Ne cédez pas trop vite à l'envie d'appuyer sur le bouton « arrêt » de la douleur, en prenant par exemple un anti-inflammatoire ; prenez plutôt le temps de comprendre ce qui se passe en profondeur dans votre corps. Le médicament va calmer la douleur (le plus souvent partiellement), mais il ne vous aidera ni à étirer vos muscles, ni à « replacer » votre vertèbre, ni à modifier la posture de votre corps, et encore moins à évacuer votre stress…

4. Comment le dos est-il fait ?

La colonne vertébrale

Aussi appelée « rachis », la colonne vertébrale est un édifice complexe qui supporte l'ensemble de notre squelette. Elle est solide et souple à la fois. Elle sert d'échafaudage solide pour le corps, de protection pour la moelle épinière et de tuteur flexible, qui facilite ainsi les mouvements.

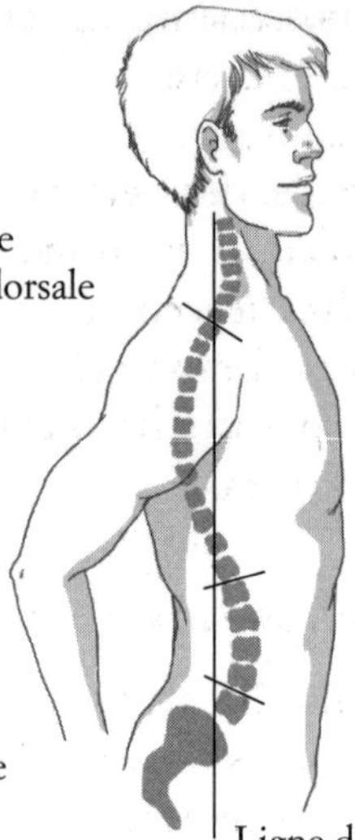

Le rachis est constitué d'un empilement de vertèbres de formes différentes séparées par des coussinets élastiques appelés « disques intervertébraux ». Il comporte 33 vertèbres, dont seulement 24 sont mobiles. On compte 7 vertèbres cervicales, 12 dorsales et 5 lombaires, auxquelles il faut ajouter les 5 vertèbres soudées du sacrum et les 4 vertèbres très peu mobiles du coccyx. La forme des vertèbres est différente selon leur position dans le rachis : les cervicales sont plutôt fines alors que les lombaires sont très massives.

Chaque vertèbre est constituée en avant d'un corps grossièrement cubique et massif, auquel est soudé un arc osseux en arrière appelé « arc postérieur ».

La partie postérieure, appelée « épineuse », est palpable et même visible, au niveau dorsal, entre les omoplates.
L'empilement des vertèbres forme le canal rachidien dans lequel se trouve la moelle épinière, qui sert de relais nerveux entre le cerveau, le tronc et les membres. Les vertèbres sont également tenues entre elles par des ligaments qui donnent toute sa rigidité au rachis.

Les disques intervertébraux

Ce sont des éléments fibreux et gélatineux, qui permettent de solidariser les vertèbres entre elles, de limiter les mouvements et d'amortir les chocs que peut subir le rachis. Un disque peut se détériorer lorsqu'on souffre d'un lumbago ou d'une hernie discale.

Les muscles

Toutes les vertèbres sont liées entre elles par de très nombreux et puissants muscles qui garantissent stabilité et mouvements au rachis. Étant donné que la plupart des maux de dos sont liés à des tensions musculaires, il faut, afin de prévenir et de traiter les maux de dos, entretenir régulièrement les muscles de notre dos, comme nous le verrons dans le chapitre V (p. 183).

5. Comment fonctionne le dos ?

Le dos est constitué d'un empilement de vertèbres stabilisées par les disques intervertébraux. Loin d'être rectiligne, il présente en fait différentes courbures caractéristiques. Ainsi, si l'on regarde une personne de profil, on observe que son dos est formé, du cou jusqu'au bassin, d'une succession de courbures différentes. Normalement, les courbures cervicales et lombaires sont concaves alors que la courbure dorsale est légèrement convexe (voir schéma page 30). Pourquoi ces courbures ? Tout simplement parce qu'elles font office de « ressorts » et amortissent l'écrasement des disques vers le sol en raison de la pesanteur. Les disques restent sains si le rachis conserve sa forme naturelle en toutes circonstances et si les écarts de courbure ne sont pas prolongés. En revanche, si nous restons assis longtemps en position avachie, les écarts de courbure sont alors importants et les disques se mettent à souffrir.

Les différentes pressions exercées sur les disques intervertébraux

Les chercheurs ont découvert que les pressions qui règnent entre les disques intervertébraux diffèrent énormément en fonction des positions que l'on prend.

- En position allongée sur le dos, la pression est de 25 kg/cm².
- En position allongée sur le côté, la pression triple et passe à 75 kg/cm².

• En position debout, la pression s'élève à 100 kg/cm^2.
• En position assise sur une chaise, la colonne maintenue droite, la pression est de 140 kg/cm^2.
• En position assise, le dos penché en avant, la pression exercée sur les disques est de 175 kg/cm^2 (soit sept fois plus qu'en position allongée sur le dos).
Lorsque nous portons une charge de 50 kg près du corps, avec les abdominaux contractés, la pression est de 200 kg/cm^2. Si nous commettons l'erreur de porter cette même charge avec le tronc arrondi en avant et sans contracter les abdominaux, la pression atteint alors des sommets : 720 kg/cm^2 ! On comprend que les disques, avec de telles pressions, finissent par s'écraser, se fissurer et être à l'origine de lumbagos, de sciatiques et autres cruralgies…

Trois attitudes-clés pour préserver le dos

1. Se tenir le plus droit possible

Lorsque vous vous tenez droit, les pressions qui s'exercent sur vos disques sont faibles et vous risquez moins de les endommager et de souffrir du dos. Dès que vous vous écartez de la position verticale, vos muscles se tendent, vos disques se déforment, se compriment, et une douleur de dos peut facilement apparaître.

2. Corriger sa posture

Dès que vous restez longtemps penché en avant, en arrière ou sur le côté, vous forcez davantage sur votre dos. Il faut tout faire pour ramener votre dos dans la position la plus droite possible. Vous devez y penser à chaque fois que vous faites un mouvement quelconque lors de vos activités quotidiennes. Progressivement, votre corps va automatiquement s'adapter et les corrections de position se feront naturellement, sans que vous ayez à y penser.

3. Porter les objets le plus près possible du ventre

Lorsque vous ramassez un objet à terre, il faut vous rapprocher le plus près possible de cet objet, vous

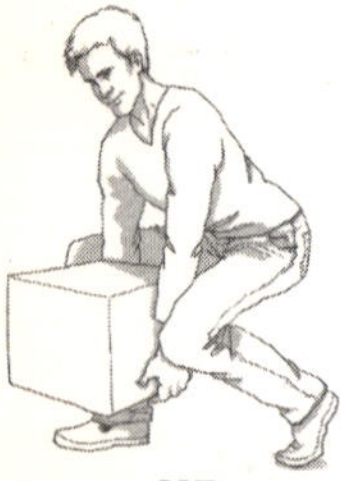

OUI

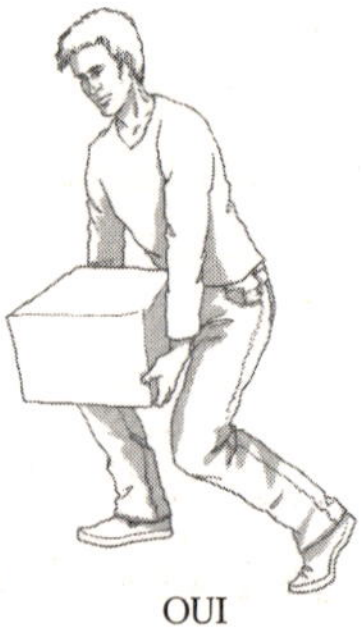

OUI

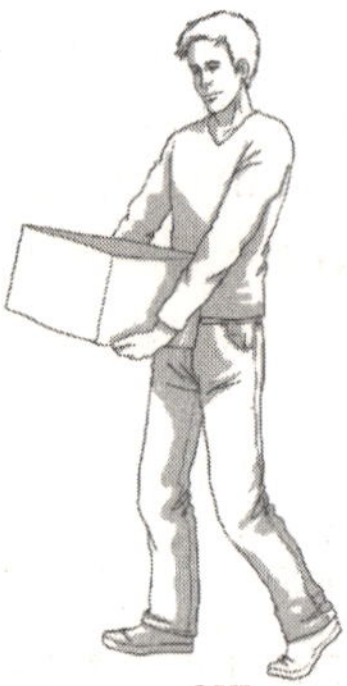

OUI

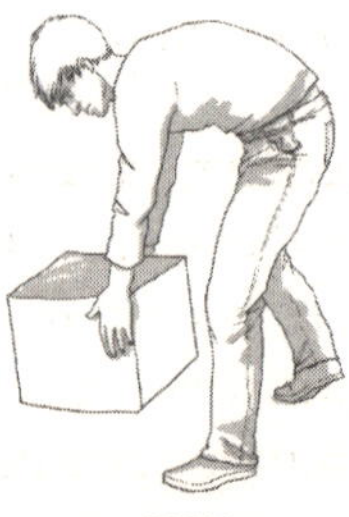

NON

accroupir et soulever l'objet en le mettant contre votre ventre tout en poussant sur vos jambes et en contractant vos muscles abdominaux.

Le verrouillage du dos

Lorsque les muscles abdominaux se contractent, que les muscles du dos se tendent, l'abdomen forme un « caisson » rigide qui protège le dos. Les pressions intradiscales diminuent largement, ce qui prévient souvent efficacement les lésions des disques, des articulations et des muscles du dos.

Faire de l'exercice physique avec du renforcement musculaire et des étirements du dos entretient la totalité du dos. Plus vous vous entraînerez, plus votre dos sera performant et fonctionnera sans problème.

6. Quelles anomalies de courbure rencontre-t-on au niveau du dos ?

Tous les parents répètent à leur enfant : « Tiens-toi droit ! », « Ne t'avachis pas », « Rentre ton ventre »… Ces conseils de bon sens visent en fait à prévenir les déformations des courbures du dos par de bonnes habitudes acquises depuis le plus jeune âge. Nous l'avons vu, la colonne vertébrale forme normalement trois courbures. De haut en bas se dessinent la lordose cervicale (ou le creux des cervicales), la cyphose dorsale (ou l'arrondi du dos) et la lordose lombaire (ou la cambrure). Les courbures peuvent se déformer et être à l'origine de douleurs de dos.

La cyphose

La cyphose est une exagération de courbure du rachis dorsal vers l'avant. Elle est présente chez tout le monde mais, quand elle est trop importante, elle aboutit à un dos rond. Les femmes ayant une poitrine opulente qu'elles tentent de cacher en se voûtant (en général à l'adolescence) présentent le plus souvent une cyphose. L'équilibre entre le rachis, le bassin et la tête est alors perturbé. On observe souvent des douleurs cervicales, des torticolis, voire des migraines chez les gens voûtés. Une fois que la cyphose est installée, elle est difficile à corriger, c'est pour cela qu'il est important de veiller à ce qu'un enfant se tienne droit dès son plus jeune âge.

L'hyperlordose

La lordose est une courbure normale du rachis cervical et lombaire vers l'arrière, qu'on appelle plus communément « cambrure ». Les courbures cervicale et lombaire peuvent être anormalement prononcées : elles déterminent alors une hyperlordose.

L'hyperlordose lombaire est fréquente et ne doit pas inquiéter les parents. Elle touche souvent plusieurs membres de la même famille, les personnes d'origine africaine ou antillaise, les femmes qui pratiquent intensément la danse classique, mais aussi les gens qui ont peu d'abdominaux et le ventre proéminent. L'hyperlordose est souvent non douloureuse, et ne nécessite alors aucun traitement. Vous l'avez compris, le fait d'être trop cambré n'est pas un problème en soi. Il faut simplement veiller à acquérir une bonne sangle musculaire au niveau du dos et du ventre en faisant régulièrement de la gymnastique.

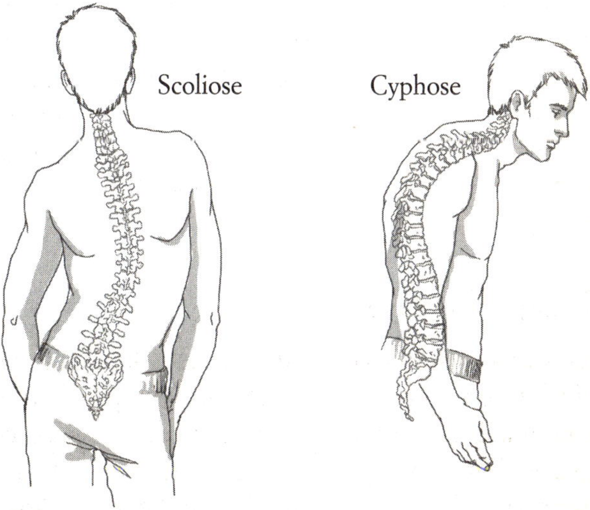

La scoliose

Vue de face, la colonne vertébrale est normalement droite mais, quand elle est incurvée en S, on parle de « scoliose ». La scoliose débute souvent avant la puberté et touche beaucoup plus fréquemment les jeunes filles. Elle peut être détectée par un test simple. Demandez à votre enfant ou votre adolescent de se pencher en avant, jambes tendues, puis de se relever très doucement, en déroulant son dos vertèbre par vertèbre. S'il souffre d'une scoliose, vous observerez une sorte de bosse d'un côté du rachis (« gibbosité dorsale »), une bosse qui ne peut se voir que dans cette position, associée souvent à une épaule plus haute que l'autre. Cette bosse correspond à la rotation des vertèbres sur leur axe.

La scoliose doit être surveillée régulièrement, surtout lors des pics de croissance à l'adolescence. C'est en effet à cet âge de la vie qu'elle a tendance à s'aggraver. Bien surveillée et atténuée grâce à une pratique sportive régulière (comme la natation) et à des séances chez le kinésithérapeute, la scoliose reste indolore et peu gênante. À l'inverse, certaines scolioses évoluent très vite vers des déformations caractéristiques qui apparaissent dans le dos. Elles sont alors douloureuses, et une arthrose du dos peut s'installer. En cas de douleur ou si la déformation se modifie, il faut consulter rapidement un médecin.

Pour diminuer le risque d'avoir une scoliose, il est important de se tenir le plus droit possible, d'acquérir de bonnes postures et de développer la musculature de son dos. Le petit plus ? Veiller à renforcer ses abdominaux ! (Voir pp. 213-215.)

L'attitude scoliotique

La plupart des scolioses ne sont en fait que des attitudes scoliotiques, qui sont beaucoup moins gênantes que la vraie scoliose. Dans l'attitude scoliotique, le dos est un peu dévié sur le côté, mais il n'y a ni rotation des vertèbres ni bosse (faites le test p. 38). L'attitude scoliotique est fréquente et concerne surtout les adolescents peu toniques, qui ont l'habitude de s'avachir sur la table devant laquelle ils sont assis.

L'attitude scoliotique est souvent due à une différence de longueur des membres inférieurs. Cette dernière est responsable d'un bassin non horizontal et d'un dos légèrement dévié latéralement.

Face à ce problème, les recommandations seront les mêmes qu'en cas de scoliose : se tenir le plus droit possible, soigner ses postures, tonifier son corps… L'attitude scoliotique sera aussi aisément corrigée par le port de semelles orthopédiques.

7. Quels sont les différents types de douleurs ?

Lorsque nous avons mal au dos, les douleurs ne s'expriment pas toujours au même moment de la journée et ne sont pas déclenchées par les mêmes facteurs. Classiquement, on distingue les douleurs mécaniques des douleurs inflammatoires.

Les douleurs mécaniques

Les douleurs mécaniques sont déclenchées par des positions caractéristiques, comme la station debout ou la position assise prolongée, par certaines activités, comme le port de charges, la marche, la course, ou bien par certains mouvements répétitifs. Elles sont calmées par le repos dans une position confortable. Ainsi, si vous souffrez de douleurs mécaniques du dos (arthrose, disque abîmé, muscle tendu), vous n'aurez pas forcément mal la nuit (tout du moins si vous avez une « bonne position » pour dormir). En revanche, vous aurez souvent mal en fin de journée, car votre dos aura travaillé, et vous serez plus fatigué. Vous pourrez aussi vous sentir un peu raide pendant 30 minutes (au maximum) le matin, après le lever : c'est ce qu'on appelle le « dérouillage matinal ».

Jean P., âgé de 40 ans, pratique le golf de manière assidue. Un jour, alors qu'il est un peu fatigué, il ressent une douleur lombaire après un swing. La douleur le gêne pour la suite de son parcours. Elle s'atténue avec le repos et la prise d'un un médicament antalgique, et ne le gêne pas pour dormir. Le lendemain, au réveil, Jean est un peu raide pendant une vingtaine de minutes, puis il se sent mieux. Il ressent à nouveau les mêmes douleurs en fin d'après-midi avec la fatigue de la journée. Il consulte son médecin ostéopathe, qui diagnostique le mini-déplacement d'une vertèbre lombaire. Après une manipulation de la vertèbre, Jean se sent mieux durablement.

Les douleurs inflammatoires

Les douleurs inflammatoires sont très différentes des douleurs mécaniques. Quelle que soit la position que vous avez et l'activité physique que vous faites, vous ressentez une douleur généralement un peu plus diffuse. Cette douleur apparaît ou persiste au repos, et peut même s'aggraver avec le repos.

Si vous souffrez d'une douleur inflammatoire du dos, vous avez davantage mal en pleine nuit (vers 3 à 4 heures du matin). Votre dos est le plus souvent raide au réveil pendant au moins 30 minutes, et jusqu'à plusieurs heures. Le dérouillage matinal est le plus souvent supérieur à 30 minutes.

L'interrogatoire médical est essentiel pour déterminer l'origine mécanique ou inflammatoire des douleurs du rachis. Les examens sanguins peuvent mettre en évidence une inflammation, mais il peut y avoir une inflammation locale dans le rachis sans anomalie sanguine.

Attention, si votre mal de dos vous réveille la nuit, consultez rapidement votre médecin. Les douleurs inflammatoires peuvent correspondre à une inflammation d'un ou de plusieurs éléments du dos (os, disque, articulation, muscle), à une infection microbienne, voire à une tumeur. Elles doivent, dans tous les cas, attirer votre attention.

Philippe B., âgé de 28 ans, présente depuis quelques mois des douleurs du dos qui le réveillent la nuit. Les douleurs se déplacent et ne sont pas toujours au même endroit. Elles apparaissent lors des activités de la journée, mais aussi au repos complet. Le matin, au réveil, Philippe est raide pendant presque une heure. Il consulte son médecin traitant, qui lui prescrit des analyses de sang et une radiographie du dos. Philippe souffre en fait d'un rhumatisme du dos, nommé « spondylarthrite ankylosante ». Son médecin lui prescrit des médicaments et une modification de son régime alimentaire. La douleur disparaît ensuite rapidement.

Les douleurs irradiées

La douleur irradiée est ressentie dans une partie du corps mais prend racine à un endroit, souvent situé à distance. La douleur irradiée est presque toujours typique parce qu'elle suit un trajet bien connu.

Louise S. me consulte pour des douleurs entre les côtes, du côté gauche. Ces douleurs la gênent quand elle respire profondément, et, lorsqu'elle tousse, elle se sent oppressée. Le médecin cardiologue qu'elle a consulté en urgence lui a prescrit de nombreux examens et l'a fait hospitaliser, pensant à un possible infarctus du myocarde (ou crise cardiaque). Tous les examens ont été rassurants, mais Louise souffre toujours. Une semaine après sa sortie de l'hôpital, elle est encore en arrêt de travail. Elle me consulte pour tenter de trouver une explication à ces douleurs, qu'un autre médecin attribue à un probable terrain anxieux et dépressif. Après l'avoir examinée, je m'aperçois qu'il s'est produit un léger déplacement d'une de ses vertèbres dorsales qui, en pinçant un petit nerf, entraîne une douleur intercostale du côté gauche. Je propose un traitement ostéopathique à ma patiente et, en deux séances, la vertèbre se replace, et la douleur intercostale disparaît définitivement.

L'exemple le plus courant est la sciatique, qui correspond à la souffrance du nerf sciatique. Le problème se situe à la jonction entre les deux dernières vertèbres lombaires et le sacrum, mais la douleur est ressentie dans la jambe sur le trajet du nerf sciatique. Parfois, la détection de ces douleurs est plus compliquée qu'il n'y paraît : on peut rencontrer des douleurs de genou ou de cheville qui semblent être localisées, mais qui sont en fait des sciatiques un peu particulières. Il faut alors savoir les reconnaître.

Ainsi, je n'insisterai jamais assez sur l'importance d'un diagnostic médical précis et méthodique, lui seul permettant de connaître l'origine de la douleur et évitant les erreurs d'interprétation.

Les douleurs projetées

Une douleur de dos peut cacher une maladie touchant un organe thoracique ou abdominal. La grande difficulté dans ce cas est de passer à côté du bon diagnostic. Il faudra toute l'expérience d'un médecin aguerri à cette pratique, la pertinence d'un examen clinique et la prescription d'examens complémentaires pour arriver à en faire un diagnostic précoce.

À l'examen, le dos est un peu sensible et la douleur n'est pas localisée à un endroit très précis, tandis que certaines douleurs n'apparaissent que la nuit (ce qui oriente vers une inflammation). La plupart des traitements habituels ne marchent pas. Si tel est le cas, il ne faut pas hésiter à demander des prises de sang et des radiographies, voire une IRM, pour identifier précisément l'origine de la douleur.

Il faut savoir qu'un ulcère à l'estomac ou un problème au niveau du pancréas peuvent entraîner des douleurs entre les 7e et 12e vertèbres dorsales. De même, une souffrance cardiaque, comme une angine de poitrine ou un infarctus, peut entraîner des douleurs dorsales trompeuses. Un cancer du rein ou un problème gynécologique vont plutôt être à l'origine de douleurs lombaires diffuses.

Une douleur projetée est souvent diffuse et nocturne. Elle ne s'améliore pas, voire s'aggrave progressivement, malgré un traitement médical « classique » antalgique ou anti-inflammatoire, prescrit pour une fausse dorsalgie ou une lombalgie... Elle peut même devenir inquiétante et être le miroir de pathologies cachées potentielle ment graves. Pour en faire le diagnostic, il faudra compter sur l'expérience de votre médecin et sur son analyse fine du contexte de survenue de vos douleurs.

Antoine S., âgé de 55 ans, cadre stressé, vient me voir à mon cabinet. Il présente une douleur dans le milieu du dos depuis quelques mois. Il pratique régulièrement la course à pied et la musculation. La douleur le gêne de plus en plus dans la pratique du sport, et il se sent parfois essoufflé. Il a déjà consulté son médecin et un ostéopathe, mais, malgré la prise d'anti-inflammatoires et malgré les manipulations vertébrales, il n'est toujours pas soulagé. À l'examen clinique, je m'aperçois que plusieurs vertèbres dorsales sont sensibles au toucher, néanmoins l'examen complet du dos révèle que l'origine des douleurs vient d'ailleurs. Je lui demande de faire un électrocardiogramme et une prise de sang. Le diagnostic tombe : angine de poitrine en phase d'aggravation. Je l'adresse alors en urgence à un cardiologue.

Les problèmes cardiaques (angine de poitrine, infarctus du myocarde) ne s'expriment pas toujours par une douleur cardiaque. La douleur peut également se manifester au niveau de la mâchoire, du ventre et des vertèbres dorsales. Quand le cœur souffre, les nerfs situés autour du cœur souffrent eux aussi. Si le médecin n'est pas suffisamment attentif lors de l'examen de son patient, il lui est alors facile de se tromper de diagnostic.

Différences entre cervicalgie, dorsalgie et lombalgie

Dans le langage médical, *algie* signifie « douleur ». Une cervicalgie est une douleur ressentie au niveau du rachis cervical. Une dorsalgie est une douleur ressentie au niveau du rachis dorsal, et une douleur lombaire est une douleur ressentie au niveau du rachis lombaire.

Cervicalgies, dorsalgies et lombalgies ne sont pas des maladies en elles-mêmes, mais des symptômes. Elles expriment une douleur ou une gêne. C'est au médecin, voire au thérapeute, de déterminer l'origine précise du symptôme (arthrose, mini-déplacement d'une vertèbre, contracture musculaire, inflammation…), pour proposer un traitement adapté.

8. En bref : les douleurs mécaniques ou inflammatoires, projetées ou irradiées

Vos douleurs sont plutôt de type mécanique si…

- Elles sont souvent déclenchées par les mouvements.
- Elles ne sont pas aggravées par le repos.
- Elles entraînent une raideur matinale de 30 minutes au maximum.
- Elles ne vous réveillent pas régulièrement la nuit.

Vos douleurs sont plutôt de type inflammatoire si…

- Elles sont présentes quelle que soit votre position.
- Elles ne cessent pas toujours au repos.
- Elles vous réveillent fréquemment la nuit.
- Elles s'accompagnent d'une raideur matinale d'au moins 30 minutes.

Vos douleurs sont plutôt de type irradié si…

- Elles prennent racine à un endroit situé à distance (souvent).
- Elles touchent le nerf sciatique.
- Elles peuvent toucher le genou alors qu'elles prennent racine au niveau du dos.

Vos douleurs sont plutôt de type projeté si...

- Elles paraissent localisées dans le dos, mais résistent à tout traitement du dos.
- Elles sont situées au niveau dorsal mais peuvent provenir d'une souffrance de l'estomac.
- Elles sont situées au niveau lombaire mais peuvent être engendrées par un autre problème, par exemple au niveau de l'utérus.

9. Quelles sont les causes du mal de dos ?

Pourquoi a-t-on mal au dos ? C'est LA question que nous nous posons tous lorsque nous souffrons du dos. On différencie classiquement les douleurs rachidiennes communes des non communes. Les douleurs rachidiennes sont dites « communes » quand elles sont en rapport avec un problème mécanique (arthrose, pincement de disque...). Ainsi, elles s'opposent aux maladies du rachis qui ne sont pas liées à un problème mécanique (infection, rhumatisme inflammatoire, tel que la spondylarthrite ankylosante, ou tumeur d'une vertèbre). Quelles sont les causes des douleurs rachidiennes communes ?

Mini-déplacement de vertèbre, ou dérangement intervertébral mineur (DIM)

Lorsqu'une vertèbre subit un mini-déplacement (de 1 mm au maximum), il se produit une mise en tension brutale de tous les segments qui constituent la vertèbre (disque, articulation, ligament, muscle). Il en résulte alors une tension sur des petits nerfs qui partent des vertèbres et innervent la peau, les tendons et les muscles situés tout autour, mais aussi à distance.

> Gilles P., praticien assidu de judo, présente une douleur dorsale suite à une chute sur la fesse droite. Il consulte son médecin qui lui prescrit des radiographies, des médicaments anti-inflammatoires et des séances de kinésithérapie. Les radios sont normales, tout comme les examens. Mais Gilles a toujours mal. Je le vois en consultation ostéopathique et je découvre qu'il souffre du mini-déplacement d'une vertèbre dorsale qui explique la douleur dorsale localisée, mais également les importantes contractures musculaires présentes dans son dos. Je réalise une manipulation ostéopathique et un étirement du dos. La vertèbre se libère, faisant ainsi disparaître la douleur locale (autour de la vertèbre), ainsi que la douleur à distance (les contractures musculaires).

Les douleurs vertébrales par DIM sont très fréquentes. Elles sont malheureusement très mal connues des médecins et des kinésithérapeutes, qui ne pensent pas à les rechercher. Les traitements habituellement proposés sont en général peu efficaces. De nombreuses radiographies et IRM sont réalisées, le plus souvent sans résultat, ce qui démoralise beaucoup de patients. En fait, c'est à travers un examen clinique précis, rigoureux, que votre médecin ostéopathe en fera le diagnostic. Il vous proposera des manipulations vertébrales, susceptibles de résoudre votre problème.

La souffrance du disque intervertébral

Le disque est un coussinet fibreux et élastique qui relie deux vertèbres. À force de trop ou de mal solliciter un disque (port de charges lourdes, chutes ou mauvaises postures…), ce dernier se détériore peu à peu. Il devient moins élastique et remplit moins bien sa fonction d'amortisseur. Le mouvement des vertèbres est plus difficilement contrôlé et les pressions dans les disques augmentent. Le disque se fissure peu à peu, se déchire, puis s'affaisse. Si une radiographie du dos est réalisée à ce moment-là, on y verra probablement un pincement de l'espace entre les deux vertèbres.

Si l'un de vos disques intervertébraux s'est effectivement détérioré, vous devez alors fréquemment ressentir des douleurs localisées autour du disque malade, que ce soit au niveau cervical, au niveau dorsal ou au niveau lombaire. Vous devez vous sentir raide localement, les mouvements de cette partie du dos vous font mal, et le fait de tousser aggrave la douleur.

Par ailleurs, lorsqu'un disque s'affaisse, il peut aussi aller irriter ou comprimer la racine d'un nerf. La hernie discale correspond à une dégénérescence du disque avec migration d'une partie de ce disque vers la racine nerveuse.

En plus de la douleur locale, vous ressentez le plus souvent une douleur irradiée qui suit un trajet précis dans un bras, une fesse ou un membre inférieur. On parle alors de « sciatique » ou de « cruralgie » au niveau lombaire, ou de « névralgie cervico-brachiale » au niveau cervical (voir schémas pp. 59 et 71).

> **Attention,** ce n'est pas parce que vous avez un disque abîmé et que vous avez déjà fait une sciatique que vous allez souffrir toute votre vie et serez handicapé ! Certaines personnes ont un disque très abîmé mais ne ressentent pas ou peu de douleur de dos. D'autres, en revanche, ressentent une douleur importante alors que le disque incriminé apparaît peu détérioré aux examens. C'est pour cette raison qu'il ne faut pas trop se fier aux examens. Ce qui compte en priorité, c'est le ressenti du patient par rapport à ses douleurs, et non les images de radiographie ou d'IRM.

L’arthrose

L’arthrose est la conséquence du vieillissement naturel de la colonne vertébrale. Cependant, lorsque les articulations entre les vertèbres sont trop ou mal utilisées, elles peuvent se mettre à souffrir. C’est ce qui se passe chez les personnes qui pratiquent un sport violent, comme le rugby, le judo ou le football, ou celles qui font beaucoup de rotations, le dos trop cambré (gymnastique, golf, tennis) : le cartilage de l’articulation qui protège des frottements s’amincit et s’érode peu à peu. À terme, les os frottent de plus en plus les uns contre les autres et se mettent à grossir. Il se forme aussi des petits pics osseux autour de l’articulation (becs-de-perroquet, ou ostéophytes).

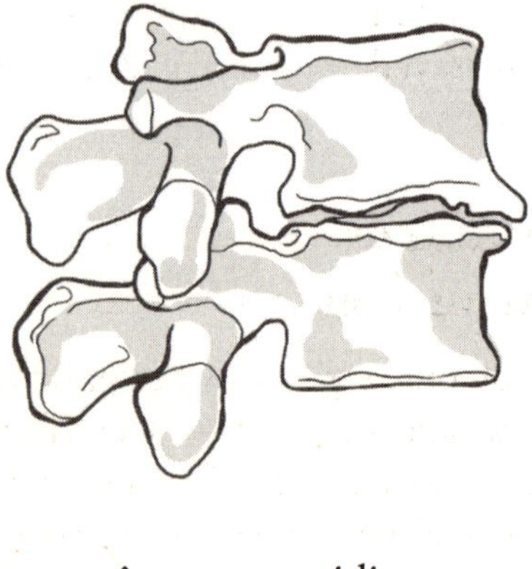

L’arthrose entraîne un enraidissement progressif de la vertèbre avec une gêne ou une douleur qui apparaît lors de certains mouvements.

L'interprétation de vos douleurs doit être faite prudemment. En effet, ce n'est parce que vous avez une arthrose que vous allez ressentir des douleurs. Si par ailleurs vous souffrez du dos, ce n'est pas parce qu'on voit de l'arthrose sur les radiographies de la colonne vertébrale que la douleur y est forcément liée ; la cause peut venir d'ailleurs. Enfin, ce n'est pas parce que l'arthrose paraît très importante sur les radiographies que la gêne est elle aussi très importante. Comme pour les problèmes de disque, il n'y a pas de relation stricte entre la gravité de l'arthrose constatée sur les radiographies et l'importance des douleurs ressenties.
Les douleurs d'arthrose sont diminuées par le repos et l'application de chaleur (bain chaud, douche chaude, pommade chauffante...) ; ainsi, la raideur sera le plus souvent transitoire, avec une raideur matinale inférieure à 30 minutes. À l'inverse, un travail excessif ou inhabituel pourra aussi l'aggraver.

Raideurs diffuses et contractures musculaires

Certaines personnes peuvent ressentir en continu des douleurs dans tout le dos avec d'importantes contractures musculaires. Ces douleurs sont le plus souvent mal comprises par le corps médical, d'autant que les patients qui en souffrent échappent aux traitements habituels et présentent des radiographies normales. Ils vont de consultation en

consultation sans que les médecins comprennent les douleurs globales dont ils souffrent.
Ce type de douleurs concerne le plus souvent des sujets anxieux, stressés, voire déprimés, qui n'arrivent plus à prendre du recul face aux difficultés de la vie quotidienne. Plus la personne sera angoissée, plus elle ressentira des douleurs intenses, plus elle s'inquiétera et entrera dans un cercle vicieux : son anxiété la mettra à l'affût de la moindre perturbation de son état général.

10. Les trois étages de la douleur : cou, dos et lombaires

Afin que vous compreniez mieux votre mal de dos et que vous puissiez mieux vous soigner, je vais vous présenter les principales causes possibles. Lorsque vous ressentez une douleur dans votre dos, vous devez vous demander ce qui la génère (ce qui se passe concrètement), étage par étage. L'arthrose, les contractures musculaires, la souffrance d'un disque intervertébral et le mini-déplacement d'une vertèbre sont souvent les premiers responsables de ces douleurs.

Les douleurs situées au niveau du cou

Le cou est fragile pour plusieurs raisons : les vertèbres sont relativement minces alors qu'elles soutiennent la tête, qui correspond à environ 7 % du poids du corps. De plus, la tête est très mobile grâce à la présence de nombreux et puissants muscles, elle doit s'adapter en permanence à toutes les positions et à tous les mouvements du corps : durant la marche, l'activité physique, les activités professionnelles... La moindre perturbation de ce système complexe peut être à l'origine de tensions musculaires.

Les douleurs de cou sont très fréquentes chez la plupart d'entre nous et touchent tous les corps de métier, en particulier les travailleurs sédentaires assis (informaticien, secrétaire, dentiste...). Les douleurs se situent le plus souvent au niveau du cou, ou bien irradient vers le crâne, les épaules et la zone entre les deux omoplates.

À savoir : une sinusite chronique, une infection dentaire, un problème de thyroïde, une fatigue visuelle ou certaines douleurs à l'épaule peuvent entraîner des douleurs dans le cou. Quand vous souffrez de votre cou, pensez à signaler à votre médecin tout autre problème de santé, même s'il ne vous paraît pas être en rapport direct.

Les mini-déplacements de vertèbre, ou DIM

La plupart des douleurs cervicales sont d'origine musculaire, mais on sait qu'elles peuvent être aussi d'origine articulaire, par mini-déplacement d'une vertèbre (DIM), ou bien avoir les deux origines à la fois. Un petit nerf, le plus souvent coincé au niveau des vertèbres, sera à l'origine de la douleur que vous ressentez. Après un examen clinique rigoureux qui aboutira à un diagnostic précis, la manipulation vertébrale permettra le plus souvent de faire disparaître rapidement ces douleurs.

> Sophie T., secrétaire, 43 ans, souffre depuis trois mois de douleurs du cou qui irradient entre ses deux omoplates. Les douleurs retentissent de plus en plus sur sa vie de tous les jours, et depuis peu sur son moral. Le traitement médical classique, qui comporte des antalgiques, des anti-inflammatoires et des décontracturants musculaires, ne la soulage que très modérément. Son ostéopathe diagnostique le mini-déplacement de deux vertèbres dans son cou. Après deux séances d'ostéopathie, ses vertèbres retrouvent un mouvement harmonieux. Les douleurs ressenties dans son cou et dans la zone de ses omoplates disparaissent rapidement.

Les torticolis

Qui n'a jamais souffert d'un torticolis après avoir passé une nuit sur une mauvaise literie, subi un

courant d'air froid ou pris une mauvaise position lors d'un long trajet en voiture ? Le torticolis correspond à la contracture réflexe d'un muscle du cou, le muscle sterno-cléido-mastoïdien : vous êtes alors forcé d'incliner la tête sur un côté et vous n'arrivez plus à la tourner sans ressentir une forte douleur. Le torticolis s'améliore en général en moins d'une semaine avec un traitement médical classique ou naturel.
Ce que l'on sait depuis peu, c'est que le torticolis apparaît en cas de petite lésion du disque entre les premières vertèbres cervicales ou de légère poussée inflammatoire des articulations entre ces mêmes vertèbres. Le muscle se contracte alors pour bloquer les mouvements du cou et empêcher l'aggravation de la lésion ou de l'inflammation.

L'arthrose des cervicales

À force d'être sollicité à travers de nombreux mouvements répétitifs, le cartilage entre les vertèbres cervicales peut s'abîmer, s'user et finir par s'enflammer. C'est ce qui se passe quand, par exemple, vous travaillez trop souvent la tête inclinée en arrière (plombier, peintre, garagiste…). Vous pouvez alors ressentir une douleur et une raideur lorsque vous faites certains mouvements du cou, notamment lorsque vous inclinez la tête en arrière ou que vous la tournez à droite ou à gauche. Les signes d'une arthrose cervicale sont fréquemment perceptibles à la radiographie chez les personnes de plus de

50 ans. Ce qu'il faut retenir, c'est que toutes les arthroses ne sont pas douloureuses : seules les arthroses avec réaction inflammatoire le sont. Non traitée, l'arthrose cervicale peut s'aggraver et devenir vraiment douloureuse.

> **Attention,** l'arthrose n'est pas fréquemment douloureuse. Si vous avez mal, ce n'est pas forcément l'arthrose qui sera à l'origine de la douleur, mais plutôt la contracture des muscles situés autour du foyer de l'arthrose.

Les suites de traumatismes

Le traumatisme du cou le plus connu est le fameux « coup du lapin ». Il peut survenir par exemple suite à un freinage brutal en voiture : la tête du passager effectue un mouvement brutal d'avant en arrière. Vous imaginez les dégâts que cela peut causer sur les disques intervertébraux, les articulations et les muscles du cou…

Les traumatismes du cou peuvent aussi se produire lors d'une chute ou d'un accident qui touche la tête, d'un coup porté sur les vertèbres cervicales ou encore d'une simple chute sur les fesses. Il ne faut pas hésiter à réaliser des radiographies du cou pour rechercher une entorse des vertèbres cervicales. Une entorse cervicale doit être, dès le départ, bien soignée par le médecin afin de limiter le risque de séquelles sur les articulations du cou, qui peuvent être source d'arthrose.

La névralgie cervico-brachiale, ou sciatique du cou

La névralgie cervico-brachiale est le témoin de la souffrance d'un nerf qui a pour origine le bas du cou et qui se poursuit dans le membre supérieur en suivant un trajet caractéristique. Il s'agit à l'origine de douleurs cervicales irradiant vers le moignon de l'épaule, l'omoplate, le bras, l'avant-bras et le poignet.

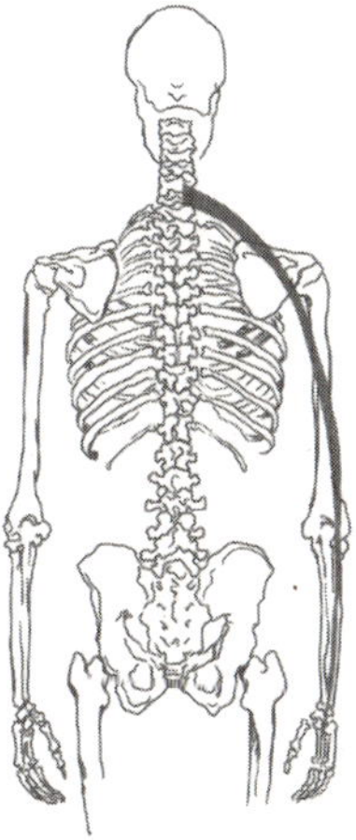

Le nerf du cou est le plus souvent comprimé ou enflammé par une poussée d'arthrose des vertèbres cervicales ou par une souffrance du disque. La douleur peut être très vive et bloquer tous les mouvements du cou. Elle peut rendre la vie très difficile, car peu de positions la soulagent, et elle peut même empêcher de dormir. Si la compression du nerf est très intense, ce dernier commence à dégénérer et une paralysie du bras et de la main peut alors se produire. Cela peut aussi arriver si vous avez négligé de consulter votre médecin et avez laissé traîner trop longtemps cette douleur cervicale irradiante.

Attention, des pièges existent ! Parfois, la névralgie cervico-brachiale est très discrète : les douleurs du cou sont peu présentes, et vous souffrez de douleurs des articulations, telles que l'épaule, le coude ou le poignet, situées sur le trajet du nerf. La tentation est grande de traiter, par exemple, une douleur au niveau du coude alors que son origine se situe beaucoup plus haut, dans le cou. Le cas suivant en est la démonstration.

Laurence L., âgée de 32 ans, professeur de sport, souffre depuis un an et demi d'une « tendinite » du coude droit sans facteur déclenchant véritable. Ses douleurs sont peu intenses mais elles la gênent dans sa vie professionnelle et ses activités sportives. De nombreux traitements lui sont proposés (anti-inflammatoires, mésothérapie et kinésithérapie du coude), mais sans succès. L'échographie du coude se révèle normale, mais, à l'examen clinique, un mini-déplacement intervertébral apparaît. Laurence s'est en fait bloqué une vertèbre du cou (la 6e cervicale) en peignant son plafond. Le nerf d'une de ses vertèbres cervicales s'est coincé et a créé une douleur irradiée vers le coude, qui a été diagnostiquée « tendinite du coude » par erreur.

Les maux de tête d'origine cervicale

La médecine dénombre au moins une cinquantaine de causes pour les maux de tête. Les origines les plus courantes sont la migraine, les céphalées de stress, l'hypertension artérielle et les causes psychologiques. Il faut aussi savoir qu'un grand nombre de maux de tête, dont certains sont diagnostiqués comme étant des migraines, sont en fait dus à un problème cervical. L'exemple le plus connu est la névralgie d'Arnold.

La névralgie d'Arnold,
une cause de maux de tête

Il s'agit d'une douleur qui part du haut du cou et irradie derrière la tête, à droite ou à gauche, et/ou parfois vers le front. C'est une douleur souvent intense, parfois fulgurante, qui peut représenter une gêne considérable dans la vie personnelle et professionnelle. La douleur est amplifiée par un travail statique de bureau (informatique, secrétariat, comptabilité...), par des positions forcées du cou (plombier, dentiste, pilote automobile...), ou par le stress. La névralgie d'Arnold correspond à l'irritation d'un nerf du cou liée à des mini-déplacements des vertèbres situées dans le haut du cou, ou à des contractures des muscles du cou qui coincent le nerf. La difficulté du diagnostic réside dans le fait que le patient a rarement mal au cou et qu'il peut bouger la tête dans toutes les directions. La névralgie d'Arnold disparaît le plus souvent en une ou deux séances d'ostéopathie.

Julie V., informaticienne âgée de 41 ans, souffre d'une névralgie d'Arnold depuis 10 mois, survenue suite à une chute sans gravité. Ses douleurs, fréquentes et intenses, sont situées derrière le crâne et irradient vers les yeux, et non aux cervicales. Elles résistent au traitement médicamenteux. Julie consulte finalement un ostéopathe, qui détecte un mini-déplacement de la 2e vertèbre cervicale. Après une manipulation douce, les symptômes liés à la névralgie d'Arnold disparaissent en moins de 10 jours.

Les contractures musculaires

Lorsqu'on est tendu, énervé, en colère ou stressé, le cerveau envoie d'innombrables informations sensitives vers le cou. Les nerfs du cou sont alors hyperstimulés, la moindre douleur est décuplée, les muscles réagissent en se contractant de plus en plus fort. Un cercle vicieux s'installe : les nerfs, hyperstimulés, contractent les muscles qui, à leur tour, tirent sur leurs attaches nerveuses. Les toxines s'accumulent dans les muscles contracturés et ne peuvent s'évacuer correctement. On ressent alors des douleurs comparables à des crampes. Le moindre toucher de la peau du cou sera douloureux, tout comme la palpation des trapèzes. Enfin, il ne faut pas oublier que, plus les muscles sont contracturés, plus les mouvements du cou sont limités et plus on devient raide.

Un cercle vicieux

Les contractures musculaires sont très fréquentes chez les sujets sédentaires, notamment les personnes qui travaillent devant un écran d'ordinateur. Les muscles du cou sont soumis à des mouvements répétitifs, longtemps maintenus, dans un contexte de stress ou de surmenage professionnel. En plus des bonnes positions de travail à adopter, vous verrez dans les chapitres suivants que vous pourrez prendre en charge vous-même une partie de ces douleurs pour les éliminer et retrouver un vrai confort au quotidien.

Les douleurs au niveau du dos

Les douleurs dorsales sont moins fréquentes au niveau du rachis dorsal qu'au niveau du rachis cervical et lombaire. Les douleurs du milieu du dos sont assez souvent des douleurs irradiées en provenance du rachis cervical. Il faut donc penser à les rechercher !

Les mini-déplacements de vertèbre, ou DIM

Dans le cas d'un mini-déplacement de vertèbre, on ressent un enraidissement douloureux du dos, surtout dans la zone entre les omoplates, ce qui procure de la fatigue et gêne rapidement dans l'exécution des tâches habituelles. Ces mini-déplacements surviennent fréquemment lorsqu'on adopte de mauvaises postures au travail ou dans la vie quotidienne (courbé sur une chaise, avachi dans un fauteuil, debout penché en avant…). N'oubliez pas une chose : si vous ressentez une douleur entre les omoplates, vos cervicales en sont peut-être les responsables !

Les contractures musculaires

Le dos est parcouru par des muscles longs et puissants qui stabilisent efficacement le dos et lui permettent de se mouvoir dans toutes les directions. Ces muscles se contractent fortement en cas de mauvaise posture (mal assis devant un poste informatique avec les avant-bras non posés sur la table, ou bien assis de travers sur un siège…) ou quand le dos est surmené (manutention, bricolage, jardinage intensif…). À cela, j'ajouterai une constatation personnelle : ces contractures musculaires sont plus fréquentes chez les sujets anxieux, stressés, qui respirent mal. En respirant mal, on réduit l'oxygénation des muscles, ce qui conduit, à terme, à des spasmes musculaires douloureux, souvent difficiles à faire disparaître. Il est donc essentiel d'apprendre à respirer et à se détendre ! (Voir pp. 157-158, 184-188 et 244-247.)

L'ostéoporose avec tassement

L'ostéoporose est une déminéralisation osseuse : la vertèbre perd une partie de sa charpente osseuse et de son contenu en calcium. Ce phénomène fragilise l'os et peut aboutir à un tassement de la vertèbre, équivalent de la fracture osseuse du corps de la vertèbre. On ressent alors une douleur brutale dans le dos, qui survient après un effort ou un traumatisme modéré ou lourd, parfois même minime (comme éternuer plusieurs fois ou soulever un objet). Le tassement vertébral peut être très rapidement douloureux, néanmoins il est rarement grave. La principale cause d'ostéoporose chez la femme est la ménopause, mais il existe aussi certaines maladies qui fragilisent les vertèbres ainsi que le col du fémur.

Les douleurs de côtes

Elles se caractérisent par une douleur de la cage thoracique dont le siège est le plus souvent au niveau des côtes inférieures (côtes flottantes). Elles sont souvent consécutives à un faux mouvement ou à un choc direct sur la côte. La douleur peut être aggravée par la toux ou par la respiration profonde. La côte se déplace fréquemment vers le haut ou vers le bas, ce qui coince certains nerfs situés entre les côtes. Il est difficile de localiser l'origine précise de la douleur, celle-ci s'associant à d'importantes contractures musculaires dans tout le dos. Cette pathologie, très mal connue des médecins, est source de douleurs trompeuses : « fausses douleurs » dans la poitrine, toux traînante, gêne pour respirer, douleurs irradiant vers le foie, la rate ou l'estomac.

Paul T., stressé et tabagique, pratique assidûment le rugby. Un jour, lors d'un entraînement, il fait une chute violente sur le dos. Il n'éprouve pas de douleur sur le moment et finit par oublier son traumatisme. Quelques semaines plus tard, il ressent une gêne lorsqu'il respire profondément, ainsi qu'une douleur modérée dans la région du cœur. Il consulte son médecin traitant, qui l'adresse à un cardiologue dans l'hypothèse d'une souffrance cardiaque. Tous les examens sont normaux. La douleur persiste malgré des traitements de plus en plus puissants. En l'examinant lors d'une consultation, je mets en évidence un très léger déplacement de la côte au milieu du dos, laquelle coince un nerf qui se dirige vers les poumons et la région du cœur.

Les douleurs au niveau des lombaires

Plus de la moitié des consultations chez les thérapeutes spécialisés dans l'appareil locomoteur concernent des personnes souffrant de douleurs au bas du dos. Le nombre de ces consultations est si important qu'il constitue un véritable enjeu de santé publique lié à la consommation de médicaments et de cures, de soins de kinésithérapie, d'hospitalisations et d'invalidités...

Certains facteurs peuvent expliquer ce fléau : la sédentarité croissante (avec une diminution de la masse musculaire des abdominaux et des muscles du dos au profit de la masse grasse), les positions corporelles défectueuses et constamment répétées, le rôle néfaste du stress, la consommation de tabac, l'altération de la condition physique et la mauvaise qualité de l'alimentation sur la santé… Autant de facteurs cumulés dans de nombreux métiers : le manutentionnaire surmené et en surpoids, le cadre informatique stressé en position statique prolongée, le commercial tabagique qui utilise quotidiennement sa voiture et ne prend pas le temps de manger correctement ni de faire du sport…

Lombalgie aiguë et lombalgie chronique

Le terme « lombalgie » désigne une douleur dans la région lombaire (bas du dos), et le terme « aiguë » signifie que cette douleur est apparue récemment : son ancienneté est inférieure à 6 semaines. « Aiguë » s'oppose au qualificatif « chronique », qui définit une douleur persistant plus de 3 mois, et ne signifie en aucun cas que la douleur est intense.

Il existe plusieurs types de lombalgies : certaines, d'apparition progressive, sont peu douloureuses et durent très longtemps (plusieurs semaines ou plusieurs mois). D'autres sont, au contraire, très brutales et intenses, mais elles durent généralement peu de temps (de 2 à 3 semaines au maximum).

La grande majorité des lombalgies aiguës guérissent en une semaine, et il n'est pas nécessaire de faire des examens. Il est juste important de soigner rapidement une lombalgie aiguë afin que la douleur ne s'installe pas trop longtemps.

Le lumbago

Le lumbago est la cause la plus fréquente de lombalgie aiguë. C'est le fameux « tour de reins », qui n'a d'ailleurs rien à voir avec les reins. La douleur apparaît plutôt chez les quadragénaires, à la suite d'un effort parfois violent et inhabituel (en bricolant par exemple). Elle peut aussi survenir suite à un faux mouvement, et parfois même après une quinte de toux, un éternuement, ou tout simplement pendant que l'on ramasse un objet au sol. La douleur, souvent intense au moindre mouvement, bloque littéralement les mouvements de la personne : elle ne peut plus se redresser, se tenir droite, ni se pencher sur le côté. Le lumbago correspond à un début de détérioration du disque intervertébral, qui s'enflamme et se fissure en certains endroits. Il s'accompagne d'une importante contracture musculaire sur un côté du dos, contracture qui explique cette position si caractéristique du lumbago, le « bassin de travers ». Même s'il est parfois spectaculaire, le lumbago n'est pas grave et dure rarement plus de 15 jours.

À savoir : toutes les lombalgies aiguës ne sont pas des lumbagos ! En particulier, il est rare de faire un lumbago à l'adolescence ou à l'âge de la retraite. Il faut alors penser à une autre cause de lombalgie aiguë, comme une poussée d'arthrose ou un tassement vertébral. Si la douleur persiste, consultez votre médecin : les radiographies seront alors utiles pour faciliter le diagnostic.

La lombalgie chronique

La lombalgie est dite « chronique » par les médecins quand elle dure plus de 3 mois. La plupart des lombalgies guérissent rapidement si on consulte le bon thérapeute. Cependant, lorsque la lombalgie dure plus de 6 semaines (évolution subaiguë), elle risque de devenir chronique. Il est très important de bien identifier la cause de la douleur du dos, ainsi que l'« environnement » du patient, et de traiter rapidement la douleur afin de limiter au maximum ce risque.

Un repos initial de deux jours est souvent bénéfique, alors qu'une mise au repos prolongée (longtemps préconisée dans le passé) n'est pas à recommander. Plus vous arrêterez longtemps vos activités pour vous reposer et plus le retour à la vie normale sera difficile !

Poursuivez donc vos activités habituelles, avec modération, en acceptant l'inconfort : la douleur s'atténuera jour après jour et vous y penserez moins. De même, votre situation professionnelle peut influencer physiquement la rapidité de votre guérison. Plus votre travail sera répétitif, lassant, peu épanouissant, générant des tensions relationnelles avec vos collègues ou votre hiérarchie, plus vous vous sentirez déconsidéré, voire harcelé, plus le risque de passage d'une lombalgie aiguë à une lombalgie chronique sera grand. À l'inverse, ce n'est pas parce que vous ferez un travail physiquement pénible que vous guérirez moins vite. Vous l'avez compris, plus vous aimez votre travail, plus vous avez de chances de guérir vite de votre lombalgie.

À savoir : ce n'est pas parce que votre dos présente de nombreuses lésions aux examens que vous allez souffrir pendant de longues années. Le mal de dos est souvent l'expression d'un malaise plus général ; il est important de ne pas trop prêter attention aux douleurs mais de vivre avec, en reprenant une vie normale le plus rapidement possible.

Les douleurs de nerfs

La douleur du bas du dos (ou lombalgie) peut s'associer à des irradiations nerveuses dans la cuisse et la jambe pour former parfois une sciatique ou une cruralgie. Elles sont le témoin de la souffrance d'un nerf du bas du dos à la faveur du mini-déplacement d'une vertèbre, d'une poussée inflammatoire d'arthrose ou d'une hernie discale. Le nerf est alors enflammé, comprimé ou irrité, et il « manifeste » sa souffrance.

La sciatique

La sciatique est la douleur nerveuse diffuse la plus connue, liée à la compression du nerf sciatique. Le trajet de la sciatique L5 correspond à la souffrance de la racine de la 5e vertèbre lombaire : le trajet de la douleur commence par le rachis lombaire, descend dans la fesse puis sur la face externe de la cuisse et de la jambe, pour se terminer dans le gros orteil. La sciatique S1 suit un trajet plus en arrière de la cuisse et de la fesse, et se termine dans les derniers orteils (voir ci-dessous).

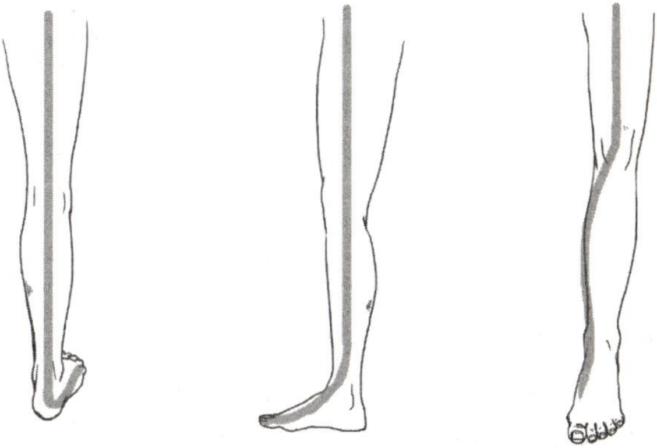

Sciatique S1 — Sciatique L5 — Cruralgie

La douleur du nerf sciatique est souvent précédée pendant quelques jours de fourmillements et de douleurs dans le bas du dos. Elle s'aggrave avec l'effort physique, la toux et l'éternuement. Votre

dos est raide et vous ressentez des douleurs, des fourmillements, des décharges électriques ou un engourdissement du membre inférieur, voire une diminution de la force musculaire de certains muscles de votre membre inférieur.
En cas de sciatique, il faut éviter de rester trop longtemps allongé afin de ne pas retarder la guérison. Il est important de savoir que de nombreuses hernies discales sont découvertes par hasard au scanner ou à l'IRM. Ainsi, elles sont la plupart du temps « silencieuses », c'est-à-dire que l'on ne ressent aucune douleur associée. C'est la raison pour laquelle il est inutile de s'inquiéter si l'on a une hernie discale. De surcroît, cette hernie disparaît parfois d'elle-même. On opère une hernie discale dans seulement 2 % des cas.

Pauline R., commerciale âgée de 35 ans, présente depuis trois mois une sciatique S1 invalidante sur le côté droit. L'IRM met en évidence une hernie discale S1, à droite, qui comprime le nerf et explique les douleurs ressenties. Ces dernières sont situées dans le bas du dos, mais surtout le long du trajet du nerf correspondant à la 1re vertèbre sacrée. Les mouvements du bas du dos sont très limités, et Pauline est en arrêt de travail depuis lors. En plus d'une période de repos, le traitement proposé consiste à associer la prise d'anti-inflammatoires avec des séances d'acupuncture et d'ostéopathie.

La cruralgie

La cruralgie correspond à une souffrance du nerf crural situé entre la 3e et la 4e vertèbre lombaire à sa sortie de la colonne vertébrale. Dans la cruralgie, la douleur va de la face extérieure de la hanche à la face interne du genou (voir schéma, p. 71). La douleur est souvent plus intense que dans la sciatique, plus inflammatoire et plus rebelle aux traitements habituels. L'évolution est souvent plus longue et émaillée de plusieurs crises douloureuses dans les 6 mois suivants. Comme pour la sciatique, l'origine de la cruralgie provient de la présence d'une hernie discale ou bien d'une poussée inflammatoire d'arthrose, ou des deux à la fois.

L'arthrose lombaire

L'arthrose lombaire, tout comme l'arthrose cervicale, est très fréquente après l'âge de 50 ans. Elle est présente sur quasiment toutes les radiographies des personnages âgées… mais ce n'est pas parce qu'il y a de l'arthrose qu'il y a systématiquement des douleurs ! Par ailleurs, ce n'est pas parce que l'arthrose apparaît importante sur une radio que la gêne et la douleur sont fortes chez la personne qui en est atteinte.
Un excès de cambrure lombaire, les postures qui obligent à cambrer le dos en permanence (port de charges, manutention, peinture de plafond…) ou encore les sports violents sont des facteurs aggravants. L'arthrose entraîne une raideur du dos et

des douleurs, qui sont souvent améliorées par le mouvement et la chaleur. Elle s'accompagne d'un dérouillage matinal inférieur à 30 minutes.
L'arthrose s'accompagne souvent de l'apparition de becs-de-perroquet (ou ostéophytes), des petits pics osseux, parfois irritants pour les racines des nerfs.

À retenir : même si vous avez de l'arthrose, soyez rassuré car elle entraîne certes de la raideur, mais rarement des douleurs intenses. Cette pathologie peut se traiter efficacement grâce aux nombreuses solutions dont on dispose (voir pp. 127, 147, 202, 206).

Les douleurs de coccyx

Vestige de la queue des mammifères, le coccyx est situé dans le prolongement du sacrum. Il se compose de 4 ou 5 vertèbres soudées les unes aux autres. Cette épine osseuse peut, dans certains cas, devenir douloureuse, par exemple à la suite d'un choc direct (chute brutale sur les fesses), d'une perte de poids conséquente ou à cause d'un autre problème au niveau du dos. Les douleurs du coccyx sont aussi fréquentes chez les femmes enceintes. De légers déplacements des vertèbres peuvent alors se produire, accompagnés de tensions musculaires autour de la zone. On peut ressentir une douleur typique en position assise, ou encore une douleur vive en se levant de son siège.

11. Les spécificités de l'enfant et de l'adolescent

Le dos de l'enfant et de l'adolescent est fragile et doit être bien surveillé. En effet, le cartilage et les disques se modifient en permanence pour répondre aux différentes phases de croissance. Plusieurs maladies sont susceptibles de survenir à cet âge.

La scoliose

La scoliose est une anomalie de la courbure de la colonne vertébrale : la colonne s'incurve en S. La scoliose apparaît souvent dans l'enfance, et plus elle commence tôt, plus elle risque d'être grave. Les scolioses découvertes chez les plus jeunes n'entraînent habituellement ni gêne ni douleur. Cependant, il existe un risque d'aggravation pendant la puberté et jusqu'à la fin de la croissance, vers 18-20 ans. Il faut être très vigilant pendant cette période afin de diminuer les risques de déformations importantes du dos. La scoliose nécessite un suivi médical régulier, des soins de kinésithérapie et le port d'un corset dans les cas évolués. La scoliose n'est pas provoquée par la pratique sportive. Il faut au contraire inciter l'enfant ou l'adolescent à pratiquer un sport (sauf en cas de scoliose très importante).

La maladie de Scheurmann

La maladie de Scheurmann est une maladie de la croissance du corps des vertèbres. Elle survient au début de la puberté, vers 11 ans chez la fille et vers 13 ans chez le garçon. Le corps des vertèbres est alors plus fragile et peut subir des déformations à l'occasion d'efforts physiques ou sportifs. La maladie de Scheurmann touche souvent la colonne vertébrale dorsale, entraînant des douleurs entre les omoplates et un dos rond (avec l'accentuation de la cyphose dorsale par tassement de certains disques dorsaux).

À savoir : un adolescent de 12-16 ans qui a mal au dos et se tient voûté doit consulter un médecin. Il faut le surveiller. À 15 ou 16 ans, il est déjà presque trop tard, car la croissance est alors bien avancée.

Normalement, la maladie cesse d'évoluer à la fin de la croissance, même si les déformations persistent (on les voit notamment sur les radios du dos). Des douleurs sont possibles à l'âge adulte en raison des déformations des vertèbres et de l'altération des disques. Le traitement comprend essentiellement de la kinésithérapie et le port d'un corset de redressement. On déconseille certains sports à impacts qui traumatisent le dos, tels le rugby, le judo ou le VTT. En revanche, les sports qui musclent et allongent la colonne vertébrale sont conseillés : natation sur le dos, volley, danse, rameur… Ne vous en privez pas !

Le spondylolisthésis

On appelle « spondylolisthésis » le glissement en avant d'une vertèbre lombaire basse par rapport à la vertèbre située juste en dessous (en général, la 5e vertèbre lombaire glisse sur le sacrum). Le spondylolisthésis se constitue dans l'enfance et l'adolescence, surtout en cas de pratique sportive intensive (judo, gymnastique, football). Il concerne de 6 à 7 % de la population. Il est souvent peu douloureux et bien toléré. Il n'entraîne que rarement des douleurs lombaires, ou des sciatiques. Dans la plupart des spondylolisthésis, le sport est conseillé sous certaines conditions. Après environ 3 à 4 semaines d'arrêt, la reprise du sport est autorisée, à la condition de pratiquer de façon raisonnable. Le sport assure de toute manière une bonne stabilisation du spondylolisthésis à travers le renforcement musculaire.

12. Les maux de dos pendant la grossesse et la période postnatale

Les femmes enceintes souffrent fréquemment de douleurs du dos, et notamment des vertèbres lombaires (une femme sur deux environ). Plusieurs raisons existent. La plus fréquente est liée à l'apparition d'un déséquilibre de la statique vertébrale. En effet, à mesure que l'utérus prend du volume et que la femme prend du poids, ses abdominaux tendent à se distendre, et les muscles du bas du dos et des fesses, à se contracter douloureusement. Enfin, les ligaments se relâchent sous l'action de l'hormone relaxine. Dès lors, les trois courbures naturelles du dos ne sont plus correctement alignées : la posture se modifie pour rétablir l'équilibre du corps. Ce phénomène peut être amplifié par l'augmentation du volume des seins. Par ailleurs, le poids du bébé déplace vers l'avant le centre de gravité du corps de la future maman, qui compense par une hyperlordose lombaire. Cette pathologie peut faire souffrir les articulations intervertébrales et créer des douleurs lombaires et fessières. Enfin, dans certains cas, le nerf sciatique peut également se trouver comprimé sous l'effet du bébé qui prend de plus en plus de place dans le bassin. Cela entraîne des douleurs du bas du dos pouvant irradier dans une cuisse et/ou une jambe.

Le traitement du mal de dos pendant la grossesse fait appel aux médicaments antalgiques, comme le paracétamol (attention, pas d'aspirine ni d'anti-inflammatoires pendant la grossesse), à l'ostéopathie et à de nombreux exercices de postures et de stretching. L'objectif est aussi d'acquérir de très bonnes habitudes au quotidien, en n'oubliant pas les bienfaits d'une activité physique modérée (natation, marche, gymnastique douce…).

À savoir : les lombalgies n'interdisent pas une grossesse, même s'il existe un risque d'aggravation des douleurs pendant cette période. Il est cependant préférable de consulter un médecin si les douleurs sont importantes avant le début de la grossesse, pour poursuivre l'aventure dans des conditions optimales.

Après la grossesse

Les femmes peuvent retrouver rapidement un corps semblable à celui d'avant la grossesse. En effet, la posture normale du corps, la tonicité des muscles abdominaux et la rigidité des ligaments se rétablissent en 3 à 6 mois après l'accouchement, avec l'aide de la rééducation chez un kinésithérapeute et, éventuellement, de soins ostéopathiques.

Les douleurs de dos ressenties après l'accouchement peuvent être dues au temps nécessaire pour cicatriser les tensions articulaires et ligamentaires dans le dos, le coccyx et le pubis, et les contractures des muscles abdominaux et fessiers.

La rééducation périnéale visera à muscler les muscles périnéaux afin d'éviter une possible descente d'organes, parfois responsable de fuites urinaires. Une fois la rééducation périnéale effectuée, la reprise du sport permettra de remuscler les muscles abdominaux, du dos et des fesses. C'est dans ces conditions que le corps récupérera vite et bien, après une grossesse et un accouchement.

13. Quels facteurs favorisent le mal de dos ?

Nous ne sommes pas tous égaux face au mal de dos. Il existe des facteurs de risque connus et d'autres qui le sont moins. De plus, certains facteurs de risque peuvent se cumuler chez certaines personnes. Face à un problème de dos, quel qu'il soit, il est important de connaître ces facteurs afin d'obtenir une prise en charge efficace et d'éviter la récidive.

Le mal de dos est-il héréditaire ?

Vous avez plus de risque de souffrir du mal de dos si l'un de vos parents a ou a eu mal au dos. Les facteurs génétiques sont impliqués dans la prédisposition à la dégénérescence du disque intervertébral chez certaines personnes. En effet, on sait que, dans certaines familles, il existe plus de hernies discales que dans d'autres familles. Cela dit, s'agit-il d'une influence génétique ou bien des conséquences de l'environnement familial, social ou professionnel sur la personne qui en souffre ? Quand des parents adoptent des mauvaises postures, les enfants font souvent de même par mimétisme. Et quand les parents sont angoissés, ils communiquent souvent leur stress à leurs enfants… Le poids de la génétique est donc probablement faible dans l'apparition des maux de dos, contrairement à d'autres facteurs… qu'il faut penser à rechercher !

Le mal de dos est-il lié au poids et à la taille ?

La taille a peu d'influence sur l'apparition du mal de dos. Cependant, les sujets de très grande taille doivent avoir une bonne musculature du dos et des abdominaux car, lorsqu'ils se penchent en avant, les bras de levier sont plus importants, notamment au niveau des disques intervertébraux. Ces personnes peuvent alors souffrir de lombalgies et de contractures musculaires dans le dos.
Le poids excessif favorise l'hyperlordose lombaire, la distension des muscles abdominaux et la contracture des muscles du bas du dos et des fesses, qui sont autant de causes de maux de dos. Cela dit, rien ne prouve qu'en maigrissant une personne aura systématiquement moins mal au dos, car les douleurs dorsales sont souvent liées à plusieurs facteurs simultanés.

Le mal de dos est-il lié au sexe ?

Les femmes souffrent davantage que les hommes de cervicalgie et de dorsalgie, comme semblent le montrer de nombreuses études. L'explication viendrait d'une moindre musculature des muscles de leur cou et de leur dos par rapport aux hommes, ce qui créerait plus facilement des contractures musculaires douloureuses. L'explication pourrait aussi venir du fait que beaucoup de femmes occupent des emplois de bureau avec usage intensif

de l'ordinateur, mais exercent aussi à l'hôpital, en crèche ou dans les écoles, où elles manipulent beaucoup de charges et se penchent souvent en avant. Par ailleurs, les tensions musculaires, chez les femmes, ont souvent tendance à se concentrer au niveau du cou et du dos.
En revanche, en ce qui concerne la lombalgie, c'est le plus souvent les hommes jeunes (moins de 45 ans) qui sont touchés. En effet, à cet âge, les hommes effectuent souvent des activités de manutention et de conduite automobile, et forcent davantage sur leur dos.

Le mal de dos est-il lié à l'âge ?

Le dos est très sollicité à tous les âges de la vie. Comme tout organe, il vieillit naturellement, c'est pourquoi l'arthrose du dos est fréquente à partir de 50 ans. Le cou et le dos peuvent alors devenir raides et douloureux… Mais le mal de dos n'est pas l'apanage de l'adulte : il peut débuter dans l'enfance et s'aggraver pendant l'adolescence, lors des pics de croissance. On rencontre souvent des maladies de croissance du dos et des douleurs de disques.
En fait, la période où l'on risque le plus de souffrir de lombalgie est la quarantaine. Les quadragénaires sont encore rapides, endurants, musclés, et ils n'écoutent pas forcément leurs besoins et les signaux d'alarme envoyés par leur dos, alors même que disques, muscles et articulations ont commencé

à vieillir. Un coup de stress en plus, et les voilà bloqués du dos.
Quel que soit votre âge, vous devez faire en fonction de vos possibilités et écouter votre corps. De surcroît, les besoins physiologiques évoluent d'un jour sur l'autre, alors tenez-en compte !

Le mal de dos est-il associé à des problèmes psychiques et au stress ?

Le mal de dos apparaît le plus souvent lors d'un problème mécanique (chute, traumatisme, port de charges, mauvaise position...), associé à un problème psychologique sous-jacent. Ce dernier peut être dû au stress, à l'anxiété, à la peur du changement, à une colère ou à une dépression... Il n'est pas toujours perçu par le patient, ni d'ailleurs par les professionnels de santé, qui traitent malheureusement trop souvent le symptôme « mal de dos » en le dissociant de son contexte. Tous les problèmes émotionnels amplifient la douleur du dos et font qu'on la supporte moins, qu'elle mine davantage. Les traitements sont alors moins efficaces.
Enfin, il faut savoir que, lorsque « nous en avons plein le dos », nous pouvons déclencher un authentique lumbago, une sciatique ou une cervicalgie, en n'ayant pourtant subi aucun traumatisme, parfois même en n'ayant fait aucun faux mouvement ou presque. Combien de personnes stressées,

angoissées, soucieuses ou déprimées se sont-elles coincées en marchant tranquillement ou en ramassant une feuille de papier par terre ? Conclusion : il ne faut jamais dissocier le corps du mental si on veut comprendre toute la subtilité du langage de son corps et de ses maux.

Le tabac aggrave-t-il le mal de dos ?

Certaines études montrent que le tabagisme contribue à l'apparition des maux de dos. Le risque accru de mal de dos chez les fumeurs peut s'expliquer de différentes façons. Premièrement, le tabac altère les petits vaisseaux qui apportent des éléments nutritifs au disque intervertébral. *De facto*, le disque est moins bien hydraté et moins bien nourri, il se fissure et dégénère plus rapidement, ce qui favorise de nombreuses douleurs dans le dos. Deuxièmement, le tabac augmente le risque d'apparition de la toux, qui induit une hyperpression dans l'abdomen, source de dégénérescence des disques et cause de hernies discales. Troisièmement, le tabac diminue la masse osseuse dans les vertèbres par destruction directe de l'os et altération des petits vaisseaux, conduisant à une diminution des apports nutritifs de calcium dans les vertèbres et à un risque plus élevé de tassements vertébraux. Il ne faut pas non plus oublier que les sujets tabagiques sont souvent anxieux, stressés et physiquement moins actifs. Cela peut aussi avoir un rôle indirect dans la survenue de certains maux de dos chez les tabagiques.

Le mal de dos est-il lié à un problème de pied ou de mâchoire ?

Le corps est une machine complexe et perfectionnée qui met en jeu de nombreux capteurs pour nous garantir une posture équilibrée en toutes circonstances. Ces capteurs sont surtout présents au niveau de l'articulation de la mâchoire et des cervicales, au niveau des yeux et enfin au niveau des pieds. Dès lors qu'il existe un problème postural, à la suite par exemple d'un mauvais appui du pied sur le sol ou d'une mauvaise fermeture de la bouche, les capteurs envoient au cerveau des informations particulières. Dans un souci de rééquilibrage de la posture du corps, le cerveau et la moelle épinière répondent par des ordres de contractures musculaires dans de nombreux muscles du corps. Ces contractures peuvent être la source de douleurs du dos. Une fois les contractures traitées, ce n'est qu'en corrigeant la posture défectueuse du corps par des semelles orthopédiques de posture ou par une gouttière pour la mâchoire que le trouble postural sera susceptible de ne pas récidiver.

La grossesse peut-elle être à l'origine de maux de dos ?

La grossesse est clairement un facteur de risque de mal de dos. La fréquence du mal de dos augmente au fur et à mesure que la grossesse progresse pour atteindre un maximum au sixième mois, puis rester stable après. Une femme qui souffre de maux de dos avant d'être enceinte a plus de risque d'en souffrir pendant sa grossesse. Plusieurs facteurs expliquent ces maux pendant la grossesse : la prise de poids, la modification de la posture du corps, avec un ventre bombé vers l'avant et le bas du dos qui se cambre en arrière, les muscles qui se contracturent… Une femme enceinte qui fait régulièrement de l'activité physique et un sport d'entretien modéré risque moins de souffrir de maux de dos. Enfin, après la grossesse, le fait de s'occuper d'enfants en bas âge ne sera pas de tout repos pour le dos ! Les pièges sont en effet nombreux lors des soins quotidiens des enfants (déplacements, habillement, coucher…).

Le travail favorise-t-il le mal de dos ?

Le travail peut favoriser les maux de dos par des efforts physiques répétés, une gestuelle mal adaptée ou des postures prolongées, mais aussi par les difficultés relationnelles rencontrées dans l'environnement professionnel.

Certaines professions sont particulièrement concernées, car elles demandent des travaux physiques exigeants, nécessitent le maintien de postures fatigantes ou de gestes répétitifs et contraignants pour le dos. Le mal de dos (surtout du bas du dos) est ainsi plus répandu chez les professionnels du

bâtiment, les manutentionnaires, le personnel hospitalier (aides-soignants, infirmiers, brancardiers) et le personnel de la petite enfance (en crèche ou dans les écoles).
La manutention répétée de charges lourdes entraîne régulièrement des pathologies du disque intervertébral, des articulations et des muscles du dos, surtout si les efforts de soulèvement sont réalisés dans des positions défectueuses.
Sur les chantiers, les vibrations provoquées par les marteaux-piqueurs et autres engins, la conduite des camions, les mauvais revêtements de sol, les routes défoncées provoquent souvent des lésions des disques intervertébraux. Il s'y associe une fatigue musculaire qui empêche le bon maintien de la colonne vertébrale.
En ce qui concerne les maux de cervicales, les activités sédentaires qui font un usage important de l'informatique (comptables, informaticiens, secrétaires...) sont le plus souvent en cause. Les douleurs sont notamment d'origine musculaire, car les muscles fournissent beaucoup d'efforts au quotidien pour produire une multitude de petits mouvements.

La conduite automobile est-elle responsable du mal de dos ?

La conduite automobile favorise le mal de dos pour plusieurs raisons. La position assise prolongée est une cause de souffrance discale, de perte de force des muscles du dos et des abdominaux, et de contractures des muscles du dos. Il ne faut pas oublier les effets négatifs de la sédentarité, des déplacements en automobile avec les vibrations liées aux irrégularités de la route et enfin du stress lors de la conduite. Tout est réuni pour créer un cocktail détonnant. Évitez de conduire longtemps, installez-vous confortablement, faites des pauses…

Le sport augmente-t-il le mal de dos ?

Tout dépend en fait de l'âge du sportif, de l'intensité du sport, de sa nature, de la qualité de la technique et du matériel. De façon schématique, on souffre moins du dos si on pratique un sport de loisir, et on souffre davantage en cas d'activité sportive très intensive, à haut niveau.

Ainsi, le fait de pratiquer un sport de loisir de manière régulière sera bénéfique pour le dos, quel que soit votre âge. Les sports de loisir permettent de se muscler, de s'étirer et de détendre son corps et son esprit. Il faut simplement veiller à respecter une progression dans l'entraînement, c'est-à-dire à augmenter graduellement les séances en fonction de ses possibilités. Cela ne sert à rien de brûler les étapes ! Si vous êtes un ancien sportif, ne commettez pas l'erreur de renouer trop rapidement avec vos performances du passé alors que vous avez vingt ans de plus et quelques kilos en trop ! Il

faut aussi apprendre les bons gestes auprès d'un entraîneur.
À l'opposé, les sports intensifs qui comportent des traumatismes physiques, comme le rugby, le judo ou le football, sont à éviter lorsqu'on souffre du dos. Ces sports créent en effet un surmenage physique, agressent les disques intervertébraux et les articulations intervertébrales, et sont responsables de nombreux maux de dos.

Une mauvaise alimentation favorise-t-elle le mal de dos ?

L'alimentation joue un rôle dans la préservation de la santé et dans la prévention et le traitement du mal de dos. Cette information est malheureusement peu connue du grand public, comme du corps médical. Le dos est constitué de disques, d'articulations, de muscles et de ligaments qui puisent dans l'alimentation les éléments nutritifs nécessaires à leur renouvellement. Ainsi, l'élasticité du disque intervertébral et des muscles intervertébraux est assurée en grande partie par une bonne hydratation. De plus, l'eau permet d'éliminer les déchets alimentaires et les toxines qui se développent sur les articulations du corps, dont celles du dos, et qui ont tendance à l'encrasser.
Par ailleurs, l'inflammation est une composante essentielle du mal de dos, or notre alimentation moderne est composée d'une grande variété d'aliments transformés, pauvres en oligoéléments et

riches en graisses saturées et en protéines. Il faut donc avoir une alimentation diversifiée et variée, la plus naturelle possible. Ainsi, notre corps se nourrit de bonnes vitamines anti-inflammatoires et de bons acides gras oméga 3. Les fameux oméga 3 sont les « bonnes graisses » par excellence. Elles sont essentiellement contenues dans les poissons gras et les huiles de colza et de noix. Par leur présence régulière dans l'alimentation, les oméga 3 diminuent l'inflammation du dos et réduisent également l'anxiété et le stress. Ils font en fait d'une pierre deux coups… Ne vous en privez pas !
De même, votre alimentation doit comporter le moins d'aliments acidifiants possible. Certains aliments, quand ils sont absorbés par l'organisme, ont tendance à rendre le sang, les liquides et les tissus du corps trop acides : c'est qu'on appelle l'« acidose ». Les aliments acidifiants à éviter sont surtout les fromages, les charcuteries et les viandes grasses, car, en plus de faire grossir et d'enraidir le dos, ils augmentent l'inflammation du corps (pour plus de détails, rendez-vous au chapitre VI).

L'hygiène de vie a-t-elle une influence sur le mal de dos ?

Le dos, pour fonctionner de manière optimale, a besoin d'une harmonie globale, où le corps et l'esprit sont en permanence en équilibre. Dès qu'un facteur perturbe l'un des rouages de notre corps, le mal de dos peut apparaître.

Pour ne pas souffrir ou pour moins souffrir du dos, il faut s'efforcer de perdre les kilos superflus qui alourdissent sa silhouette et encrassent articulations et disques intervertébraux. Il faut avoir une activité physique régulière, avec au moins 30 minutes de marche chaque jour, pour améliorer son endurance cardiaque, mais aussi pour habituer son dos à faire des efforts et à oublier la perception de la douleur. N'attendez pas trop avant de consulter pour traiter l'origine de votre problème le plus tôt possible ! Trop de patients viennent me consulter alors que leurs maux sont déjà bien installés. Vous connaissez l'adage, mieux vaut prévenir que guérir. Il vous faut également investir dans une bonne literie, acquérir les postures justes dans votre vie quotidienne, être à l'écoute de votre corps, renoncer au tabac... La relaxation et un sommeil de qualité ne doivent pas être négligés, car ils influent beaucoup sur l'apparition des maux de dos et sur l'intensité des douleurs que vous ressentez. Face à tout problème de dos, ayez l'approche la plus globale possible. C'est la seule solution pour apprendre à mieux vous connaître et améliorer votre problème de dos.

CHAPITRE II

Comment se passe une consultation du dos ?

Quand nous souffrons du dos, il faut évidemment consulter un professionnel de santé. Trouver le bon thérapeute n'est pas chose aisée, car chacun a ses points forts et ses points faibles. Grâce aux informations présentées dans ce chapitre, vous serez plus à même de choisir le professionnel de santé qui correspond le mieux à votre problème.

Tout commence par des questions précises que votre thérapeute vous posera sur votre mal de dos. Vos réponses vont l'éclairer rapidement sur vos maux, leurs origines et leur gravité. Ensuite, votre thérapeute vous observera et palpera la zone douloureuse. Il vous demandera de prendre certaines positions afin d'observer la façon dont bouge votre dos. Il terminera par un examen précis de votre dos, vertèbre après vertèbre, pour identifier précisément la ou les vertèbres en cause dans votre douleur. Cet examen complet est la pierre angulaire d'un diagnostic de qualité. À la lumière de toutes les informations récoltées, votre thérapeute vous proposera un traitement adapté.

14. Quel professionnel de santé choisir et à quel moment le rencontrer ?

Lorsqu'on a mal au dos, il est souvent difficile de savoir quel est le professionnel de santé le plus habilité à nous soulager. Je vous propose de détailler les plus et les moins de chaque professionnel afin que vous puissiez pousser la porte de leur cabinet en toute connaissance de cause.

Les médecins

Le médecin généraliste

Dans la majorité des cas, il est le premier médecin consulté en cas de problème de dos. Le parcours de soins recommande d'aller le voir en premier, car il a une fonction de « chef d'orchestre » : il effectue l'examen clinique, prescrit les examens complémentaires éventuels, vérifie s'il y a d'autres maladies associées. Il peut décider de vous adresser à un médecin spécialiste si votre traitement n'a pas eu l'effet escompté ou en cas de maladie très inflammatoire, qui échappe souvent à son champ d'action. Il a l'avantage d'être le médecin traitant et, de fait, il vous connaît bien. En revanche, étant médecin omnipraticien, il ne peut pas tout savoir : son examen clinique est souvent assez simple et peu approfondi car il lui manque certaines connaissances des spécificités du mal de dos, mais aussi par manque de temps. Il ne doit pas hésiter à passer la main quand la situation lui échappe.

Le rhumatologue

Il s'agit d'un médecin spécialisé dans les maladies de l'appareil locomoteur, c'est-à-dire les maladies qui touchent les os, les articulations, les muscles, les tendons et les ligaments. Il a un rôle de conseil auprès du médecin généraliste dans le traitement du mal de dos. Il connaît bien les maladies du dos et les traite souvent au moyen d'anti-inflammatoires et d'infiltrations de cortisone. Il prescrit régulièrement des séances de kinésithérapie, et pratique parfois les manipulations vertébrales, ce qui complète son champ d'action. Il est incontournable dans la prise en charge de nombreuses maladies inflammatoires du dos (spondylarthrite ankylosante, arthrite, poussée inflammatoire d'arthrose...). En revanche, il a rarement une approche globale associant la nutrition, l'hygiène de vie et le terrain du patient. Ainsi, il s'inscrit en général plus dans une action symptomatique de traitement de la crise que dans une démarche à long terme de prévention des récidives, sauf s'il est diplômé d'autres médecines, dites « naturelles », telles que l'ostéopathie ou l'acupuncture par exemple...

Le médecin de médecine physique et de rééducation (ou médecin rééducateur)

C'est un médecin spécialiste de l'appareil locomoteur qui traite les affections neurologiques, osseuses et articulaires, mais avec une approche davantage liée à la rééducation par rapport au rhumatologue. Il conseille et prescrit les séances de rééducation (chaud, froid, électricité, massage, étirement, musculation, gymnastique…). Il exerce souvent en centre de rééducation avec une équipe de kinésithérapeutes qu'il encadre. Le médecin rééducateur utilise peu les traitements chimiques et recommande plus volontiers les manipulations vertébrales à ses patients.

Le médecin ostéopathe

C'est un médecin généraliste, rhumatologue ou de médecine physique et de rééducation ayant suivi une formation complémentaire universitaire en médecine manuelle et ostéopathie. Il possède une double casquette, médecin et ostéopathe, et réalise des manipulations vertébrales. Il connaît généralement très bien l'appareil locomoteur, et notamment le dos. Il a un large choix de possibilités pour vous traiter quand vous souffrez du dos (anti-inflammatoires, mésothérapie, infiltrations, manipulations vertébrales…) et il connaît bien la rééducation. On le consulte souvent en accès direct sans passer par son médecin traitant.

Le neurochirurgien

Il prend en charge chirurgicalement de nombreuses affections qui touchent le système nerveux : cerveau, moelle épinière et nerfs. C'est lui qui opère les maladies du cerveau, mais aussi les hernies discales. C'est le chirurgien spécialiste des nerfs.

Le chirurgien orthopédiste

Il répare chirurgicalement les os et les articulations des membres et du dos. Dès qu'il s'agit de réparer une fracture grave au niveau d'une vertèbre, une entorse ou une luxation, de redresser une scoliose ou de mettre une prothèse de disque, c'est en général le chirurgien orthopédiste qui s'en charge. Il traite aussi les cas lourds, tels que les accidentés de la route et les polytraumatisés. Comme le neurochirurgien, il exerce souvent à l'hôpital ou en clinique, est très sollicité et dispose de peu de temps pour suivre la rééducation de son patient. Après l'opération, il vérifie les suites opératoires et transmet généralement le dossier de son patient à un médecin qualifié, spécialiste du dos, ou à un kinésithérapeute.

Les « non-médecins »

Le kinésithérapeute

Le kinésithérapeute appartient au domaine paramédical, c'est un professionnel de la santé reconnu (bac + 3 sur concours), formé aux pathologies du dos. Il intervient le plus souvent sur prescription d'un médecin, et utilise une large panoplie d'outils en vue de la rééducation : massages, étirements, renforcement musculaire, gymnastique posturale… Auxiliaire indispensable des médecins, le kinésithérapeute peut décider du nombre de séances de rééducation nécessaires. Il n'est cependant pas habilité à faire des manipulations vertébrales, sauf s'il a suivi une formation complémentaire en ostéopathie. De la compétence du kiné et de la qualité de ses soins dépend beaucoup la guérison du mal de dos. Il vous faudra sélectionner un kinésithérapeute attentif, compétent, disponible pour pouvoir espérer un résultat satisfaisant. Vous éviterez, par exemple, les kinés qui acceptent cinq ou six patients à la fois et qui vous laissent toute une séance sous des lampes chauffantes.

L'ostéopathe

De nombreux ostéopathes ne sont ni médecins ni kinésithérapeutes, et ont suivi un cursus de trois à cinq ans après le bac, sans concours, dans des écoles d'ostéopathie agréées. Les ostéopathes non médecins et non kinés sont au nombre de 13 000 en France. Les ostéopathes médecins sont environ 1 600, et les autres professionnels de santé avec une compétence en ostéopathie (kiné, sage-femme, podologue, infirmière…), au nombre de 7 000. Leur exercice est défini par des arrêtés parus en 2007. Ils apprennent à détecter les troubles qui affectent le fonctionnement du squelette (troubles fonctionnels) et les traitent au moyen de techniques manuelles (étirement, mouvements, manipulations). De manière schématique, l'ostéopathe traite le dos, les membres, mais aussi les organes thoraciques et abdominaux (côlon, foie, vessie…). Les compétences sont très variables d'un ostéopathe à l'autre, et elles dépendent aussi beaucoup de l'école de formation en ostéopathie du thérapeute.

Le chiropracteur

C'est un thérapeute dont l'exercice est défini par un décret paru en 2011. La formation s'effectue pendant au moins cinq ans dans une école agréée. Les techniques pratiquées par un chiropracteur sont proches de celles de l'ostéopathe. Le chiropracteur traite plus spécifiquement la colonne vertébrale et vise à refaire circuler l'énergie vitale en remettant en place des vertèbres qui bloquaient les nerfs et le système nerveux. Ostéopathes comme chiropracteurs sont tenus d'adresser leurs patients à un médecin si les troubles fonctionnels sont rebelles à leur traitement ou s'aggravent. Ils ne doivent pas déborder de leur champ de compétences.

15. Comment se déroule une consultation pour le dos ?

Les principales questions à poser

La consultation débute par une série de questions dont les réponses déterminent la suite des soins. Il est donc important, pour établir un bon diagnostic, que vous puissiez décrire précisément ce que vous ressentez et ce qui vous fait souffrir.

> Efforcez-vous d'être le plus clair et le plus précis possible pour exprimer votre problème. N'hésitez pas à utiliser des images pour décrire vos symptômes (sensation de fourmillement, impression de marcher sur du coton, intensité de la douleur en coup de poignard, sensation de poids sur les épaules, de courant électrique le long d'un membre…).

Votre médecin aura besoin de déterminer avec précision la localisation de vos symptômes : douleurs du cou ou du dos, au niveau lombaire ou du coccyx, douleurs de nerfs dans les membres, contractures musculaires, diverses entorses, instabilité des articulations… Chaque détail, chaque événement *a priori* banal peut s'avérer important. Son diagnostic n'en sera que plus précis, et le traitement proposé, plus précoce et efficace.

Pierre A. vient me voir sur les conseils de son médecin traitant pour des douleurs lombaires basses, anciennes et rebelles à de nombreux traitements médicamenteux et à la kinésithérapie. À l'interrogatoire, il me relate une entorse externe de la cheville droite survenue deux ans auparavant en descendant un escalier. Cette entorse, sans gravité, a rapidement « guéri » en dix jours, mais des douleurs lombaires sont apparues quelques mois plus tard. Que s'est-il passé ? L'entorse bénigne n'a, *a priori*, pas guéri spontanément. La douleur n'étant pas présente, ou ne l'étant que peu et la limitation de la mobilité étant très discrète, Pierre n'a pas consulté son médecin. Des tensions sont alors apparues dans l'os péroné, qui s'est abaissé. Les muscles qui s'insèrent sur la partie supérieure du péroné et qui se terminent sur le bassin (les ischio-jambiers) sont maintenant l'objet de tractions douloureuses permanentes. Il en découle à terme un léger déplacement du bassin de Pierre, qui est à l'origine des douleurs lombaires basses qu'il ressent à présent.

Les autres questions

Elles concerneront la date d'apparition des symptômes ainsi que les facteurs aggravants (le froid, le chaud, l'humidité). Votre médecin abordera avec vous les maladies et les traumatismes que vous avez pu subir dans le passé (accidents, fractures, lumbagos, entorses, arthrose, problèmes dentaires, dépression, stress ou encore interventions chirurgicales, accouchements difficiles...), votre activité professionnelle et les conditions de travail dans lesquelles vous l'exercez (surmenage, mauvaises positions, matériel inadapté...), la pratique éventuelle d'un sport et votre niveau de pratique, votre état psychologique général (terrain anxieux, dépressif, hypocondriaque ou stressé) et votre hygiène de vie (qualité de votre alimentation et de votre sommeil, surpoids éventuel, consommation de tabac ou d'alcool, mode de transport utilisé, façon de vous tenir ou de dormir)...

L'observation

Elle aide votre médecin à établir son examen clinique et son diagnostic. Pour ce faire, il vous observe avec attention de la tête aux pieds : il note votre morphologie (poids et taille), les courbures de votre colonne vertébrale (dos droit, dos voûté, avec ou sans scoliose), la symétrie de vos membres inférieurs, afin de pouvoir identifier rapidement toute asymétrie de contrainte sur l'ossature et sur la musculature. Il observe en détail la musculature de votre dos, ce qui l'aide à mieux comprendre votre problème. Il analyse aussi votre posture debout, de face, de dos et de profil, analyse votre position assise, votre musculature globale et regarde votre démarche.

La palpation

Étape cruciale de l'examen clinique qui permet de créer un relâchement maximal, la palpation manuelle de votre corps sera faite par votre médecin de façon plus ou moins appuyée, de légère à intense, en fonction de la profondeur des tissus à explorer.

L'examen de la mobilité globale du dos

L'examen clinique va permettre d'évaluer la mobilité des articulations de votre dos. Votre médecin vous demandera, par exemple, de vous pencher en avant, en arrière ou sur les côtés, de tourner la tête, de fléchir les membres ou de vous allonger. Il va repérer une cassure dans votre colonne vertébrale, une contracture musculaire plus importante d'un côté que de l'autre, une asymétrie de hauteur au niveau d'une articulation, une différence de musculature…

Au terme de ces mouvements, le médecin note le caractère de votre douleur : vive, peu intense, brutale, profonde, en coup de poignard, avec une sensation de courant électrique…

Après avoir effectué une analyse de la mobilité globale de votre dos, le médecin effectue un examen précis de chaque vertèbre, l'une après l'autre. Avec son pouce, il appuie sur chacune d'entre elles pour identifier très précisément la vertèbre en souffrance, responsable de votre mal de dos.

L'examen des tissus à distance

Votre médecin va ensuite rechercher si la souffrance d'une ou des vertèbres s'accompagne d'anomalies des tissus à distance que sont la peau, les muscles, les tendons ou les os. Ces derniers reçoivent des informations du nerf rachidien, situé dans la colonne vertébrale. Quand le nerf rachidien est coincé, par exemple à cause de l'arthrose, d'un mini-déplacement de vertèbre ou d'une importante contracture musculaire qui le ceinture trop fort, il se met à souffrir. Toutes les structures anatomiques qui sont sur le trajet du nerf irrité se mettent à souffrir également. Ainsi, dans le cas d'une souffrance de la racine de la 5e vertèbre lombaire, les muscles de la fesse sont durs et douloureux. Ils forment des cordons ou des « boules » musculaires douloureuses ; la peau de la face latérale de la cuisse et de la jambe est douloureuse ; enfin, l'insertion des tendons sur la face externe de la hanche est douloureuse (évoquant parfois une tendinite). C'est la raison pour laquelle le mal de dos s'accompagne parfois de douleurs musculaires dans le mollet, ou encore d'une fausse tendinite dans la hanche ou la jambe. À l'inverse, lorsqu'on souffre de douleurs de mollet et de tendinite de la hanche ou du tendon d'Achille, il est important de savoir si ces maladies ont une cause locale ou si elles viennent simplement de la souffrance d'une vertèbre. C'est la qualité de l'examen clinique qui évitera de tomber dans ces pièges, avec la prescription d'examens inutiles.

Les examens pour aider au diagnostic (radio, scanner, IRM)

Les données de l'interrogatoire et de l'examen clinique complet aident à obtenir un diagnostic précis. Néanmoins, votre médecin peut vouloir affiner son diagnostic en demandant certains examens radiologiques (radiographie, scanner, IRM) complémentaires. Ces examens permettent de vérifier l'intégrité des os (présence ou non d'ostéoporose, de fracture, d'infection, de tumeur), mais aussi des tendons, des muscles, des ligaments et des articulations. Sachez néanmoins qu'il y a peu de corrélation entre la gravité des lésions constatées à la radiologie et l'intensité de la douleur et de la gêne ressenties tous les jours. Certaines personnes âgées présentent, par exemple, d'importantes dégénérescences du disque et de l'arthrose vertébrale alors qu'elles ne ressentent que peu ou pas de douleur. À l'inverse, des arthroses lombaires peu visibles sur les radiographies peuvent être bien douloureuses au quotidien.

Les radiographies de la colonne vertébrale

Il s'agit en règle générale du premier examen radiologique réalisé quand un patient a mal au dos. Les radiographies montrent bien les os (vertèbres) et les articulations du dos car ces derniers sont riches en calcium. À l'inverse, les ligaments, les muscles et les nerfs ne se voient pas. Un disque abîmé n'est ici mis en évidence qu'indirectement, car il s'affaisse et les corps des deux vertèbres entre lesquelles il est interposé se rapprochent : c'est un pincement discal. Une hernie discale ne sera pas visible sur les radiographies. En revanche, celles-ci détectent aisément une ostéoporose, le tassement d'une vertèbre, une fracture ou une arthrose. Elles permettent aussi de suivre l'évolution et la vitesse d'aggravation d'une arthrose, d'une anomalie de croissance du dos (spondylolyse, maladie de Scheurmann) ou d'une scoliose, par exemple, c'est pourquoi il est important de conserver précieusement ses vieilles radiographies. Elles retracent le « passé » de son dos, qui conditionne aussi le présent.

Le scanner et l'IRM

Ces examens permettent de voir précisément tous les tissus participant au mal de dos : os, mais aussi disques intervertébraux, moelle épinière et nerfs... Ces deux modes d'imagerie reposent sur des technologies complètement différentes.

Le scanner fournit des coupes horizontales de la colonne vertébrale comme si elle était en tranches. Il étudie avec précision une zone localisée de la colonne et utilise, comme les radiographies, des rayons X. Il offre une bonne visibilité des disques, des hernies discales ou des arthroses... Comme la radiographie, c'est un examen irradiant qui ne peut

être pratiqué chez une femme enceinte pendant les 6 premiers mois de la grossesse.
L'IRM a l'avantage de donner des images dans les trois plans de l'espace et d'étudier la colonne vertébrale encore plus dans le détail que le scanner. C'est le meilleur examen pour voir les nerfs, les muscles et les hernies discales. De surcroît, l'IRM est un examen non irradiant, ce qui le rend utilisable chez la femme enceinte. Cependant, cet examen est contre-indiqué chez les patients porteurs d'un pacemaker ou de corps étrangers dans l'œil. L'examen dure 15 minutes environ. Sachez aussi qu'il peut poser des problèmes aux patients claustrophobes, car on se trouve confiné dans un tube étroit.

À savoir : aussi sophistiqués soient-ils, ces examens ne doivent pas être faits sans discernement. Ils ne sont pas toujours justifiés et ne remplaceront jamais un examen médical de qualité. Soyez patient et écoutez votre médecin. Vous éviterez ainsi de demander certains examens parfois prématurés, voire inutiles.

CHAPITRE III

Comment soigner le mal de dos ?

De très nombreuses causes sont à l'origine des maux de dos. Vous pouvez souffrir du dos en raison de la présence d'une inflammation, d'une contracture musculaire, d'un manque de musculature, d'une hernie discale, d'une arthrose, voire d'un problème psychologique. Aussi, face à tout mal de dos, votre médecin doit effectuer un examen de qualité qui lui permettra de comprendre votre problème. Son diagnostic doit être le plus performant et précis possible afin d'identifier la vraie cause du problème et de ne pas tomber dans des pièges diagnostiques : il peut être difficile de comprendre, par exemple, que vous avez en fait une vertèbre déplacée alors que c'est une banale arthrose qui vous fait souffrir ! Renseignez-vous bien sur les professionnels que vous allez consulter. Le traitement de votre mal de dos découlera de votre pathologie, mais aussi de la compétence et de l'expérience du thérapeute.

De nombreux traitements agissent sur la composante inflammatoire du mal de dos : c'est le rôle des anti-inflammatoires, des pommades, de la cortisone orale, des infiltrations ou encore de la mésothérapie. D'autres agissent sur la douleur et les contractures musculaires, tels que les antalgiques, les décontracturants musculaires et les antidépresseurs. Certaines méthodes équilibrent la posture du corps, et aident à acquérir les bons mouvements et à renforcer les muscles, comme la kinésithérapie, les semelles orthopédiques, les ceintures pour le dos, sans oublier les formations proposées dans les écoles du dos et les centres de reconditionnement à l'effort. D'autres approches, enfin, vont surtout utiliser la détente musculaire et le bien-être mental à travers l'utilisation de l'eau (thalassothérapie, cure thermale). Il est important de rappeler que toute médecine est respectable et qu'aucune ne s'oppose. La combinaison de plusieurs médecines apportera en fait de très beaux résultats. Ne vous en privez pas !

16. Test d'évaluation du retentissement de la douleur

Évaluer l'importance de la gêne ressentie au quotidien

Pour connaître les répercussions de votre douleur lombaire sur votre capacité à effectuer les différentes activités de votre vie quotidienne, faites le test suivant. Si vous êtes cloué au lit par votre douleur dorsale ou lombaire, cochez la première case et arrêtez-vous là sans faire le test. En revanche, si vous pouvez vous lever et rester debout quelques instants, ou plus longtemps, répondez au questionnaire suivant.

La liste des affirmations proposée ci-dessous décrit certaines difficultés à effectuer une activité physique quotidienne directement en rapport avec les douleurs dorsales ou lombaires. Si une affirmation correspond à une difficulté qui vous affecte aujourd'hui, cochez la case « OUI ». Dans le cas contraire, cochez la case « NON ». Chaque OUI coché reçoit un point. Le total des points va de 0 (aucun handicap) à 25 points (handicap maximal).

1. À cause de mon dos, je reste au lit la plupart du temps. ☐ Oui ☐ Non
2. Je reste pratiquement tout le temps à la maison à cause de mon dos. ☐ Oui ☐ Non
3. Je n'effectue plus aucune des tâches que j'avais l'habitude de faire à la maison. ☐ Oui ☐ Non
4. J'ai mal au dos la plupart du temps. ☐ Oui ☐ Non
5. Je reste assis la plus grande partie de la journée. ☐ Oui ☐ Non

6. Je change souvent de position pour soulager mon dos. ☐ Oui ☐ Non
7. Je m'allonge plus souvent pour me reposer. ☐ Oui ☐ Non
8. Je dors moins et moins bien. ☐ Oui ☐ Non
9. J'ai des difficultés à me retourner dans mon lit. ☐ Oui ☐ Non
10. Je monte les escaliers plus lentement que d'habitude. ☐ Oui ☐ Non
11. Je m'aide de la rampe pour monter les escaliers. ☐ Oui ☐ Non
12. J'ai du mal à me lever d'une chaise. ☐ Oui ☐ Non
13. Je suis obligé de prendre un appui pour sortir d'un fauteuil. ☐ Oui ☐ Non
14. Je ne peux rester debout que de courts moments. ☐ Oui ☐ Non
15. Je n'essaie même plus de m'abaisser ni de m'agenouiller. ☐ Oui ☐ Non
16. Je m'habille plus lentement que d'habitude. ☐ Oui ☐ Non
17. J'ai du mal à mettre mes chaussettes (mes bas, mes collants). ☐ Oui ☐ Non
18. Quelqu'un doit m'aider pour que je m'habille. ☐ Oui ☐ Non
19. Je marche plus lentement que d'habitude. ☐ Oui ☐ Non

20. Je ne peux marcher que sur de courtes distances. ☐ Oui ☐ Non

21. Je marche penché en avant. ☐ Oui ☐ Non

22. J'évite de faire de gros travaux à la maison. ☐ Oui ☐ Non

23. J'ai moins d'appétit à cause de mes douleurs au dos. ☐ Oui ☐ Non

24. J'essaie d'obtenir que d'autres fassent les choses à ma place. ☐ Oui ☐ Non

25. Je suis plus irritable que d'habitude et de mauvaise humeur avec les gens. ☐ Oui ☐ Non

Faites vos comptes !

OUI	NON

Si vous avez répondu OUI à la plupart des questions : votre dos vous fait réellement souffrir. La douleur gêne vraisemblablement votre vie professionnelle et personnelle. N'attendez pas, et ne laissez pas le mal s'installer ! Il vous faut consulter votre médecin afin d'identifier la cause de votre problème et le traiter rapidement.
Si vous avez répondu NON à la plupart des questions : votre douleur de dos est relativement peu présente dans votre vie et moins intense que dans

le premier cas de ce test. Le problème est vraisemblablement moins grave ou bien la crise est déjà derrière vous. Ne soyez cependant pas négligent et consultez rapidement votre médecin ou tout thérapeute susceptible de vous aider.

Mesurer l'intensité de la douleur avec l'échelle visuelle analogique (EVA)

L'échelle visuelle analogique (EVA) permet de mesurer l'intensité de la douleur ressentie par un patient et d'en suivre l'évolution à chacune des consultations. C'est une méthode très utilisée. Il s'agit d'une réglette en plastique rectiligne de 100 mm de long dont l'extrémité gauche porte la mention « Absence de douleur », et l'extrémité droite « Douleur insupportable ». En fonction de l'intensité de la douleur ressentie à un moment précis, le patient déplace le curseur entre ces deux extrémités. La distance entre le point (correspondant au curseur) et la mention « Absence de douleur » est mesurée en millimètre de l'autre côté de la réglette et visible de votre seul médecin. Ainsi, cette échelle visuelle analogique donne une indication chiffrée de l'intensité de votre douleur, et surtout, suit l'évolution de la douleur au fur et à mesure, d'une consultation à l'autre. C'est donc une aide à la disposition de votre médecin. Cependant, il faut savoir que nous n'avons pas tous la même perception de la douleur. Certaines personnes sont plus ou moins indifférentes au mal, quand d'autres sont gênés par la moindre douleur. De plus, en fonction de l'état psychologique du patient (stress, anxiété, fatigue…), la perception de la douleur peut aussi varier.

Enfin, il faut savoir que l'intensité de la douleur n'est pas forcément synonyme de gravité en lien avec un mal de dos. Comme l'arthrose, des petits blocages de dos peuvent être ressentis à travers une forte douleur, alors que de gros blocages de dos sont parfois moins douloureux.

Interprétation de l'intensité de la douleur

Schématiquement, une douleur située entre 10 et 20 mm sur l'échelle visuelle analogique est considérée comme une douleur minime ; entre 30 et 40 mm, elle est modérée ; entre 50 et 60 mm, elle est intense ; entre 70 et 80 mm, elle est très intense, et entre 90 et 100 mm, elle est évaluée comme « insupportable ».

17. Faut-il se reposer quand on a mal au dos ?

Il y a plusieurs décennies, on pensait que le repos était le traitement le plus efficace contre le mal de dos et la sciatique. Aujourd'hui, on sait qu'un repos prolongé peut, paradoxalement, être nocif. Un repos strict de deux jours raccourcit en effet la durée d'un lumbago, mais il vaut mieux reprendre ses activités dès que possible car le repos prolongé n'apportera rien de plus ! Si les douleurs du dos sont chroniques, le repos devient potentiellement nuisible. En fait, les douleurs mécaniques sont soulagées par le repos, mais il faut savoir que le repos prolongé a des conséquences néfastes, notamment d'ordre physique : quand on se repose trop longtemps, on perd de la masse musculaire au niveau du dos, des cuisses et des abdominaux. Enfin, il existe des conséquences négatives d'ordre psychologique avec une perte de confiance en soi et une tendance à s'isoler socialement. C'est alors qu'un cercle vicieux s'installe.

En bref…

Le repos, oui, s'il est court ! Hormis pendant les premiers jours de la crise, si vous avez mal au dos, ne commettez pas l'erreur de trop réduire vos activités. Il faut parfois accepter une douleur raisonnable qui s'atténuera, jour après jour, au fur et à mesure de l'effort physique. Ce sera une façon indirecte de vous rassurer et d'oublier un peu votre douleur !

18. Les traitements classiques habituellement proposés

De nombreux médicaments sont utilisés pour le traitement du mal de dos. Les antalgiques sont des médicaments qui soulagent la douleur mais

n'ont pas d'action sur l'inflammation. Les anti-inflammatoires diminuent l'inflammation et, de ce fait, soulagent aussi la douleur. Quant aux décontracturants musculaires, ils diminuent la contracture, souvent associée à la douleur et à l'inflammation. On utilise aussi la mésothérapie, les pommades, l'infiltration et certains antidépresseurs...
Le choix judicieux de ces différents traitements fera autant appel à votre problème qu'à l'expérience et à l'intuition de votre médecin. Le plus important avant de traiter est de comprendre en profondeur votre mal de dos. Chaque traitement est potentiellement efficace, à la condition d'être utilisé avec discernement.

Les antidouleurs, ou antalgiques

Ils luttent sur la douleur sans agir sur sa cause. Plusieurs antidouleurs existent, qui diffèrent suivant leur puissance et leur d'action, ainsi que leur tolérance, notamment digestive.

Le paracétamol

Pour des douleurs du dos d'intensité légère ou modérée, il faut commencer par les antalgiques de niveau I, dont le chef de fil est le paracétamol (Doliprane®, Dafalgan®, Efferalgan®...). Il est en général efficace et bien toléré, y compris pendant la grossesse (il y a peu de contre-indications en dehors de l'allergie au produit ou d'une insuffisance du foie avérée), et peut être acheté sans ordonnance. Il est largement employé, aussi bien en autoprescription que sur prescription médicale. Bien utilisé, il peut diminuer efficacement de nombreuses douleurs mécaniques, à la condition de respecter les heures de prise pour une efficacité optimale.

En cas de douleurs au dos constatées le matin, au lever, prenez par exemple du paracétamol une heure avant de vous lever ou le soir au coucher, le plus tard possible, pour escompter un peu plus d'efficacité le matin.

Si vos douleurs sont intermittentes, prenez du paracétamol dès l'apparition de la douleur afin d'éviter que celle-ci ne devienne trop forte.

Si vos douleurs sont permanentes, prenez du paracétamol à heures précises dans la journée. La posologie du paracétamol est d'environ 2 g (voire 3 g) par jour, en trois prises (ne dépassez pas 4 g par jour). L'effet se ressent une dizaine de minutes après la prise et dure de 4 à 6 heures.

À savoir : ne prenez pas de paracétamol en automédication pendant une période prolongée sans avis médical.

L'aspirine

Pour des douleurs du dos d'intensité légère ou modérée, l'aspirine est également largement utilisée. Il s'agit même du médicament le plus utilisé au monde. Elle diminue la douleur à faible dose (1 à 2 g par jour) et s'associe à une action anti-inflammatoire quand elle est employée à doses plus élevées (supérieure à 3 g par jour).

Attention, l'aspirine est responsable de nombreux effets secondaires, même à petite dose : hémorragies digestives, ulcères, nausées, bourdonnements d'oreille, risques de saignement… Elle est contre-indiquée en cas d'ulcère de l'estomac, d'hémorragie et de grossesse.

Je déconseille l'aspirine dans le traitement du mal de dos, car il existe trop d'effets secondaires ; le paracétamol paraît beaucoup plus sûr. Elle ne doit être prise que ponctuellement, et certainement pas au long cours.

La codéine et le tramadol

Pour des douleurs du dos d'intensité modérée à sévère et/ou en cas d'échec du paracétamol, on recourt généralement aux antalgiques de niveau II. Ainsi, la codéine et le tramadol, tous deux dérivés modérés de la morphine, sont largement utilisés dans le traitement du mal de dos. Ils sont efficaces, mais présentent de nombreux effets secondaires, tels que la somnolence, la constipation, les vertiges, les nausées ou les vomissements. Il faut les réserver aux douleurs violentes ou résistant au paracétamol. Ces antalgiques peuvent d'ailleurs être associés au paracétamol.

Ce n'est qu'en cas de douleurs très intenses et rebelles à tout traitement que l'on prescrira de la morphine.

À retenir : attention à l'automédication excessive en antalgiques !

Les anti-inflammatoires

Les médicaments anti-inflammatoires diminuent l'inflammation, et de ce fait soulagent la douleur. On distingue les anti-inflammatoires ne contenant pas de cortisone (anti-inflammatoires non stéroïdiens) et ceux qui contiennent de la cortisone (anti-inflammatoires stéroïdiens).

Les **anti-inflammatoires non stéroïdiens, ou AINS** (comme Voltarène®, Feldène®, Profénid®, Célebrex®...), forment une importante famille et ont tous un mode d'action proche. Ils diminuent le taux de prostaglandines, substances impliquées dans l'inflammation. Ils sont très utilisés dans la crise de mal de dos, notamment quand la douleur est récente et inflammatoire. De par leur action anti-inflammatoire, ils ont aussi une action antalgique. Ils sont souvent plus efficaces que le paracétamol et l'aspirine. Malheureusement, ils présentent de nombreux effets secondaires cutanés, rénaux (insuffisance rénale), hépatiques (insuffisance hépatique), hématologiques (risque de saignement), cardio-vasculaires (poussée d'hypertension artérielle), neurologiques (vertiges, maux de tête). De surcroît, ils présentent des risques d'ulcères de l'estomac et de saignement digestif grave, même si ce risque a diminué avec les nouveaux AINS. En fait, ce sont surtout les personnes âgées qui les supportent mal. Ces médicaments ne doivent pas non plus être utilisés pendant la grossesse. On doit les prendre uniquement sur ordonnance et pendant une période courte, le plus souvent inférieure à 8 à 10 jours.

À savoir : les anti-inflammatoires non stéroïdiens (AINS) sont aussi efficaces lorsqu'ils sont pris par la bouche que par piqûre (par voie intramusculaire dans la fesse) et provoquent un certain nombre d'effets indésirables, notamment digestifs.
Attention à l'automédication pour les médicaments contenant de petites doses d'AINS et vendus sans ordonnance. Demandez l'avis de votre médecin.

Les anti-inflammatoires stéroïdiens, ou AIS (comme Cortancyl®, Solupred®), dérivés de la cortisone, sont utilisés pour traiter des importantes poussées inflammatoires dans les articulations et les disques du dos. Ils sont très efficaces, voire parfois indispensables, pour traiter certains blocages du dos, les violentes sciatiques ou les névralgies cervico-brachiales, dans lesquelles une douleur très intense est souvent au premier plan. Ils exposent malheureusement à de très nombreux effets secondaires partout dans le corps (risque de diabète, de prise de poids, de cataracte, d'hypercholestérolémie, d'hypertension artérielle, d'immunodépression, d'ostéoporose, de fonte musculaire, de vieillissement accéléré de la peau, de dépression...). C'est la raison pour laquelle la prescription de cortisone doit être mûrement réfléchie, et se faire sur une courte période (souvent inférieure à 10 jours) pour en limiter la toxicité éventuelle.

À savoir : en cas de prises d'anti-inflammatoires, respectez la prescription de votre médecin (dose, moment des prises, durée du traitement) et ne les associez pas de vous-même avec un médicament vendu sans ordonnance, surtout s'il contient de l'aspirine ou un autre AINS ! Ce serait la porte ouverte à la survenue d'effets secondaires. En cas de survenue d'effets indésirables avec un anti-inflammatoire, arrêtez tout de suite le médicament et contactez votre médecin.

La mésothérapie

La mésothérapie est une technique médicale qui a été mise au point en France en 1952 par le Dr Michel Pistor. Elle consiste à injecter dans la zone douloureuse du dos et dans le derme (partie superficielle de la peau) des doses minimes de médicaments. Ces derniers sont le plus souvent des anti-inflammatoires non stéroïdiens, des décontracturants musculaires ou des « cicatrisants », mais il ne s'agit jamais de cortisone. Les injections sont très superficielles et les doses de médicament très faibles, ce qui explique que les effets secondaires sont rares. L'avantage de cette technique est de réduire considérablement la dose de médicament anti-inflammatoire pris oralement puisque l'injection se fait au plus près de la douleur. Le médicament agira localement, à dose concentrée, avec peu de diffusion du produit dans le corps entier et donc sans créer d'effets secondaires digestifs, sanguins ou rénaux…

La mésothérapie est largement utilisée dans le traitement du mal de dos. Elle traite les pathologies inflammatoires, les cervicalgies, les lumbagos, les lombalgies, les sciatiques modérées et les douleurs d'arthrose. Le médecin réalise en général deux ou trois séances d'injection du produit à une semaine d'intervalle, en recourant à un matériel à usage unique. En cas d'échec au terme de deux séances de mésothérapie, il vaut mieux recourir à un autre traitement.

Les décontracturants musculaires

Les décontracturants musculaires visent à réduire la tension accrue des muscles satellites dans une région vertébrale douloureuse. Cette tension excessive des muscles, réponse musculaire à la douleur, gêne le maintien des postures et les mouvements vertébraux. Ce dysfonctionnement vertébral, à son tour, accroît les douleurs, et ainsi de suite… Les décontracturants vont ainsi rompre ce cercle infernal en diminuant la contracture musculaire, qui est souvent associée à la douleur et à l'inflammation du dos. Ils sont en revanche peu efficaces et présentent des effets indésirables, notamment digestifs (nausées, diarrhées). La durée de traitement est d'environ une dizaine de jours. Il est inutile de poursuivre leur prise s'il n'y a pas d'amélioration constatée. Il ne faut pas oublier que les décontracturants musculaires ont un rôle accessoire, et que pour décontracter un muscle il est primordial d'agir à la source. Il faudra par exemple diminuer une inflammation, « remettre » en place une vertèbre, soulager une arthrose, pour que le muscle n'ait plus de raison de se contracter et qu'il cesse de faire souffrir.

Les antidépresseurs

Ne croyez pas que le médecin ne vous prend pas au sérieux lorsqu'il vous prescrit des médicaments antidépresseurs : les douleurs chroniques du dos s'associent fréquemment avec un état dépressif modéré. Certains antidépresseurs (comme l'amitriptyline commercialisée par exemple sous la marque Laroxyl®) ont une certaine efficacité sur des douleurs de dos chroniques, qui durent depuis plusieurs semaines, en modifiant la perception de la douleur au niveau du cerveau. Il peut donc être intéressant de les prescrire, éventuellement en complément des médicaments classiques de la douleur et de l'inflammation, pour calmer des douleurs rebelles et traînantes. Ces antidépresseurs, prescrits à des doses inférieures à celles utilisées en cas de dépression, agissent en plus sur le moral, or il est bien connu que plus la douleur de dos est ancienne, plus le moral de la personne a tendance à chuter. Les antidépresseurs agissent donc à la fois sur la douleur et l'humeur des sujets douloureux chroniques du dos. Leur prescription sera réévaluée à chaque consultation par le médecin.

Les traitements locaux (pommade, cataplasme, froid, chaleur)

L'utilisation d'un traitement local par voie percutanée consiste à appliquer un médicament à la surface de la peau en regard de la zone douloureuse. Ces traitements soulagent transitoirement les douleurs, diminuent modérément l'inflammation locale et apportent une sensation de confort momentané. En outre, leur action reste superficielle puisque la pénétration au travers de la peau ne se fait que sur quelques millimètres. Leur efficacité est donc grandement atténuée s'il existe chez le patient un certain embonpoint ou si l'articulation à traiter est profonde, comme c'est le cas par exemple pour les douleurs articulaires du bas du dos (5 cm séparent la peau des articulations entre les dernières vertèbres lombaires !). En revanche, ces traitements locaux, anti-inflammatoires pour la plupart (Voltarène®,

Emulgel®, Kétum®, Geldène®), passent peu dans la circulation sanguine et n'ont pas, en principe, les effets secondaires des anti-inflammatoires pris oralement. Ils peuvent ainsi constituer une bonne alternative aux AINS par la bouche quand ces derniers sont contre-indiqués.

Les traitements locaux anti-inflammatoires soulagent aussi parfois des contractures musculaires du dos, mais il est probable que le massage nécessaire à leur application participe au soulagement. Ces pommades ou gels sont en vente libre en pharmacie. Ils doivent être utilisés sur une peau saine et sont parfois photosensibilisants (ils favorisent les coups de soleil). En cas de réaction de la peau après l'application, il convient d'arrêter immédiatement l'application du produit.

Qu'en est-il de l'application de chaud ou de froid ?

L'application de chaleur soulage habituellement les contractures musculaires. Cette application peut s'effectuer de plusieurs façons : pack à mettre au four à micro-ondes, bouillotte, cataplasmes, application de boue, sèche-cheveux, douche chaude… La chaleur crée une dilatation des vaisseaux sanguins dans les muscles permettant l'élimination des toxines, comme l'acide lactique contenu dans les muscles contracturés. On ressent alors fréquemment un mieux-être. Cette méthode est très utilisée dans le traitement d'appoint des douleurs de dos.

Il faut juste faire attention à ne pas se brûler la peau avec l'application de chaleur.
Cette même dilatation des vaisseaux peut aussi être obtenue par l'application **d'emplâtres de piment** (capsaïcine) sur les zones douloureuses, emplâtres qui ont, de plus, des vertus antalgiques. On ressent un confort certain, mais attention : certaines peaux se trouvent irritées par l'application de piment.
Dans certains cas, **l'application de froid** peut être bénéfique pour soulager les maux de dos. Le froid soulage davantage les douleurs à caractère inflammatoire, comme les poussées d'arthrose ou l'inflammation d'un disque. Le froid est aussi particulièrement indiqué lors de traumatismes du dos lorsque le corps est victime d'hématomes, de contusions et d'inflammations suite à un accident sur la voie publique ou sportif, à une chute… À l'inverse de la chaleur, l'application de froid contracte les vaisseaux, ce qui diminue les saignements, les hématomes et les œdèmes (gonflements), donc les douleurs du dos. L'application de froid se fait le plus souvent au moyen de packs de froid (« cold pack ») réservés au congélateur – voire de petits pois surgelés –, que l'on applique sur la zone douloureuse, deux fois 20 minutes par jour, en n'oubliant pas d'interposer entre la peau et le pack de froid une ou deux feuilles d'essuie-tout humide afin de limiter les risques de brûlures cutanées.

Que faut-il penser des infiltrations ?

Une infiltration consiste à injecter une dose de médicament à base de cortisone le plus près possible de la zone douloureuse. Il existe différents types d'infiltrations en cas de mal de dos. Certaines se font dans la colonne vertébrale, près des racines nerveuses irritées ou enflammées, par exemple en cas de névralgies cervico-brachiales ou de sciatique paralysante. Elles peuvent se faire également dans les petites articulations intervertébrales ou près d'elles, en cas de poussée d'arthrose notamment. Les injections peuvent être effectuées par le médecin lors de la consultation au cabinet, mais elles seront plus précises et souvent plus efficaces si elles sont réalisées sous contrôle radiographique, car le médecin voit alors très précisément où il injecte le médicament dans la zone douloureuse. Les infiltrations sont généralement réalisées en cas de douleurs inflammatoires du dos qui résistent aux médicaments anti-inflammatoires et qui s'accompagnent de signes de gravité, telles qu'une douleur insupportable ou la paralysie d'un membre. Une sciatique paralysante ou une douleur intense sur le trajet du nerf sciatique dans la jambe sont, par exemple, de bonnes indications pour une infiltration. On réalise généralement deux infiltrations à une ou deux semaines d'intervalle. Les précautions en cas d'infiltration sont celles qui accompagnent toute injection profonde : l'asepsie doit être scrupuleuse et le patient ne doit pas être sous anticoagulant. Enfin, les effets indésirables sont très rares.

19. Les appareillages : semelles orthopédiques, colliers cervicaux et ceintures lombaires

Quels sont les avantages et les inconvénients ?

Les appareillages peuvent vous aider à guérir plus vite en contenant la douleur et l'inflammation. Leur utilisation fait suite à une prescription médicale. Elle doit être la plus brève possible, surtout pour faire passer un certain cap de douleur aiguë.

Au niveau cervical

On utilise surtout des **minerves rigides** lors des épisodes de gros blocage inflammatoire ou de traumatisme du cou. Les **colliers cervicaux en mousse** sont plus utilisés pour soulager les souffrances modérées du cou (poussée d'arthrose, névralgie cervico-brachiale, contractures musculaires). Ces deux appareillages sont recommandés en phase de douleur aiguë et récente. Lorsqu'on n'a pas de collier cervical à disposition, une simple écharpe ou une serviette enroulée peuvent parfois suffire.

Leur finalité est de tenir le cou, de limiter les mouvements douloureux et d'apporter de la chaleur, toujours bénéfique pour lutter contre les contractures musculaires. Attention, il faut s'en séparer progressivement dès que l'on se sent mieux, sous peine de dépendance et d'allongement du temps de guérison.

Au niveau lombaire

On utilise le plus souvent des ceintures lombaires élastiques. Elles visent à renforcer la tonicité du ventre et, par là même, à protéger la colonne vertébrale. Grâce à la ceinture lombaire, le dos est « gainé » et immobilisé dans une position non douloureuse, qui incite à faire plus attention à ses mouvements ; autant de paramètres rassurants qui font que l'on se sent mieux.

Pour être efficace, la ceinture lombaire doit trouver un bon appui en bas, sur le bassin, et remonter assez haut au niveau des côtes. On l'utilise généralement lorsque les douleurs de dos sont intenses, sur une période d'un mois au maximum. Lorsqu'on souffre de douleurs lombaires chroniques, la ceinture lombaire est utile (notamment pour les manutentionnaires ou les travailleurs de force) afin d'éviter des positions néfastes pour le dos. Le port de cette ceinture permet aussi de soulever des charges lourdes en forçant moins sur le dos, surtout si l'on a des abdominaux peu développés. De manière générale, il faut éviter le port en continu de la ceinture lombaire sans y associer des exercices réguliers du dos et des abdominaux (voir « Ma gym quotidienne », dans le chapitre V).

À savoir : contrairement à une idée répandue, porter une ceinture lombaire ne fait pas « fondre » les muscles abdominaux, même si l'on peut avoir l'impression que le dos n'est plus tenu lorsqu'on retire la ceinture. En revanche, il faut savoir que, plus on garde une ceinture longtemps, plus il sera difficile de s'en débarrasser, car notre cerveau est ainsi fait qu'il va « s'habituer » au port de la ceinture. On se sent alors fragile à deux niveaux lorsqu'on la retire : premièrement, on peut avoir peur de se coincer à nouveau ; deuxièmement, les muscles du ventre et du dos sont moins à même de se contracter pour protéger efficacement des faux mouvements éventuels dans la vie quotidienne.

Faut-il porter des semelles orthopédiques lorsqu'on a mal au dos ?

Les semelles orthopédiques, faites sur mesure par des podologues, visent à rééquilibrer les appuis de la plante des pieds sur le sol en position debout et lors des activités de tous les jours. Elles permettent au bassin et aux pieds de fonctionner de manière harmonieuse, ce qui est bénéfique pour le dos car celui-ci a alors un fonctionnement équilibré. En cas de différence importante de longueur des jambes

(supérieure à 1,5 cm), il se produit un déséquilibre du bassin qui peut favoriser à la longue les maux de dos. Il ne faut cependant pas considérer que tous les maux de dos viennent d'un problème de bassin ou d'inégalité des membres inférieurs, les causes étant le plus souvent polyfactorielles.
La semelle orthopédique va rehausser le talon de la chaussure de la jambe plus courte et rééquilibrer les deux membres inférieurs, ainsi que le bassin et le rachis lombaire jusqu'aux cervicales. En revanche, il est souvent inutile de corriger une petite inégalité de longueur des jambes (inférieure à 8 mm), car le bassin et le dos s'y adaptent généralement bien. Les semelles orthopédiques sont un traitement d'appoint du mal de dos, mais n'en attendez pas un résultat miracle. Sachez aussi qu'elles sont mal remboursées par la Sécurité sociale. Cependant, utilisées à bon escient, elles peuvent soulager certains maux de dos et prévenir la récidive de nouveaux blocages.

Faut-il consulter un posturologue lorsqu'on a mal au dos ?

Les posturologues sont le plus souvent des podologues ou des ostéopathes qui ont suivi une formation complémentaire en posturologie. Le posturologue considère que le squelette est équilibré lorsque tous les capteurs électriques situés dans les pieds, les yeux et les mâchoires fonctionnent en phase. Il suffit, par exemple, que vous ayez un problème de mâchoire ou des yeux « paresseux » (qui convergent mal !) pour que votre posture se modifie et que des douleurs apparaissent dans votre dos. Ces capteurs renseignent le cerveau sur toutes les positions du corps. Dès qu'un capteur dysfonctionne, le cerveau va modifier la posture pour tenter de retrouver l'équilibre du squelette. C'est alors que des contractures musculaires apparaissent dans tout le dos, tout comme des maux de tête à répétition. Au terme d'un examen complet, le posturologue va analyser avec finesse tous les dysfonctionnements des capteurs présents dans les pieds, les mâchoires et les yeux. Il choisit alors de corriger ces dysfonctionnements par des semelles très fines de posture (quelques millimètres d'épaisseur au maximum) ou par des gouttières élaborées ensuite chez le dentiste, afin de réharmoniser la mâchoire, ou par des lunettes correctrices pour améliorer la vision. Traiter vos pieds, vos mâchoires ou vos yeux peut donc soulager votre dos !

20. Est-il utile de faire une rééducation chez un kinésithérapeute ?

Le kinésithérapeute est un professionnel de santé qui prend en charge les patients, le plus souvent sur prescription médicale. Il effectue lui-même un bilan de votre dos et décide avec votre médecin du meilleur programme de rééducation à vous proposer. Le kiné s'emploie à diminuer ou à faire disparaître votre douleur au dos, vous conseille les bonnes attitudes à adopter et vous aide à gagner de la souplesse et à renforcer les muscles de votre dos ainsi que vos abdominaux.

Une séance chez le kiné

Pour réduire les douleurs, le kinésithérapeute emploie le plus souvent la physiothérapie ou l'« usage d'agents physiques à des fins thérapeutiques ». Pour ce faire, il utilise l'application de packs de froid ou de chaud, à garder une vingtaine de minutes, des lumières à infrarouges (qui chauffent très superficiellement le muscle), des ultrasons (pour masser les ligaments) et des courants électriques (qui libèrent des endorphines, une « morphine naturelle »). Tous ces moyens sont des traitements d'appoint et ne doivent en aucun cas se substituer à une séance de kinésithérapie. Le kinésithérapeute réalise aussi des massages plus ou moins profonds de votre dos pour détendre les muscles, faire circuler le sang et soulager transitoirement la douleur (le massage ne soulage la douleur que durant quelques heures au maximum), avant de passer à la séance à proprement parler. Il va alors étirer les muscles contracturés de votre dos en vous demandant d'adopter différentes positions comme si vous faisiez des étirements. Ces muscles contracturés sont souvent la cause d'un mal de dos, mais ils peuvent aussi se contracter en cas d'inflammation (lombalgie, poussée d'arthrose). Plus les muscles sont contractés, plus ils font mal et plus ils tirent sur les articulations du dos et « déplacent » les vertèbres, qui à leur tour souffrent... Un vrai cercle vicieux !

Les muscles sont vos « sentinelles »

Le kinésithérapeute vous apprend les bonnes positions à adopter, car il ne sert à rien de traiter votre dos si vous n'avez pas compris la cause de votre blocage. Il vous faut découvrir comment votre dos fonctionne... Sinon, vous reviendrez toujours chez le kiné !

Enfin, le kinésithérapeute va vous aider à renforcer les muscles de votre dos, vos abdominaux et vos fessiers, des zones qui sont souvent faibles lorsqu'on souffre du dos. De bons muscles peuvent, dans bon nombre de cas, remplacer un corset ou une ceinture lombaire ! Ils préviennent l'aggravation d'une scoliose, protègent les vertèbres, soutiennent les articulations malades et diminuent les tensions sur les disques intervertébraux. Ils doivent être entretenus par une activité physique (voire sportive) régulière et par quelques exercices à faire plusieurs fois par semaine. C'est à vous de vous impliquer et de garder vos bonnes résolutions sur la durée. Il n'est pas question de vous faire « materner » outre mesure par un kiné ! Tant que vous n'aurez pas une bonne ceinture musculaire, le moindre de vos efforts se reportera sur vos vertèbres et vous aurez plus de risque de souffrir à nouveau du dos. Il est essentiel pour votre bien-être de vous confectionner un « corset musculaire ».

À savoir : la kinésithérapie ne peut prétendre réparer des disques abîmés, ni faire disparaître une arthrose. Cependant, en amenant de la souplesse, en renforçant les muscles qui stabilisent la colonne vertébrale et en améliorant la perception de son corps, la kinésithérapie va souvent contribuer à réduire le mal de dos et permettre de renouer peu à peu avec une vie normale. La kinésithérapie active est la plus efficace : elle vous implique et vous fait travailler. Les massages soulagent provisoirement ; seuls, ils seront peu efficaces. Le succès de la kinésithérapie dépend beaucoup de vous. Il faut donc vous impliquer activement, et ne pas hésiter à transpirer pendant la séance !

21. Qu'appelle-t-on « reconditionnement à l'effort » ?

Le reconditionnement à l'effort est une méthode qui consiste à entraîner physiquement des patients qui sont devenus très sédentaires du fait de leur mal de dos.

L'état de sédentarité

L'état sédentaire, dit de « déconditionnement à l'effort », est lié à une mauvaise compréhension de la relation entre effort physique et mal de dos. Si l'on considère que les douleurs sont un signal d'alarme, il est légitime de penser que le repos est la meilleure solution pour préserver son dos. Cependant, avec un tel raisonnement, vous risquez de rentrer dans un cercle vicieux. En effet, si vous craignez trop d'avoir mal au dos, vous réduisez vos activités. La sédentarité s'installe. Elle s'accompagne d'une altération de vos performances physiques (cardiaque, respiratoire, musculaire), ce qui compromet peu à peu votre activité quotidienne et professionnelle. Plus la sédentarité progresse, plus vous vous isolez et plus votre moral chute ! À terme, vos capacités physiques, psychologiques et intellectuelles sont altérées : vous ne voulez plus rien faire, vous abandonnez ce qui vous faisait plaisir et vous ressentez des douleurs dans votre dos, y compris lors de mouvements minimes.

En résumé : le déconditionnement à l'effort se définit à travers la faiblesse musculaire des muscles du dos et des abdominaux ainsi que la limitation de tout mouvement, par crainte d'une récidive de la douleur. Celle-ci engendre l'inactivité, qui entraîne la faiblesse des muscles, qui entretient à son tour la douleur à cause des mauvaises postures adoptées par le corps.

Le reconditionnement à l'effort

Le reconditionnement à l'effort incite à rompre ce cercle vicieux, à remettre en condition physique les patients qui sont confinés dans la sédentarité, à réapprendre à vivre le plus normalement possible, malgré les douleurs, et à tout faire pour occuper son esprit à autre chose et ne plus y penser. C'est une méthode de rééducation largement utilisée chez les patients lombalgiques chroniques qui sont en échec devant les traitements habituels et en arrêt de travail depuis plusieurs mois. Les programmes sont variés, ils comportent beaucoup d'activité physique, de renforcement musculaire des muscles du dos et des abdominaux, et un soutien psychologique. Au fur et à mesure des entraînements, la douleur du dos diminue, le mental est plus fort, le retour au travail devient possible, le patient renoue avec ses activités habituelles. La douleur disparaît ou diminue sans que le cerveau n'en garde de traumatisme.

22. Qu'est-ce qu'une école du dos ?

Les écoles du dos ont été créées dans les années 1970 dans les pays nordiques, et ont ensuite gagné les États-Unis, puis le reste de l'Europe. Ce sont des structures de soins préventifs qui enseignent aux patients lombalgiques chroniques les moyens de mieux connaître l'hygiène posturale. Celle-ci vise à améliorer leurs connaissances sur leur physiologie et à leur faire acquérir certains automatismes indispensables pour protéger leur dos. Les programmes d'écoles du dos sont indiqués surtout en cas de douleurs lombaires chroniques et récidivantes.

Certaines écoles du dos accordent davantage d'importance à l'éducation physique et à l'hygiène posturale, d'autres ont une approche plus psychologique. Toutes les écoles du dos proposent au patient lombalgique un enseignement collectif assuré par une équipe pluridisciplinaire (constituée de médecins rééducateurs, de kinésithérapeutes, de psychologues et d'assistantes sociales…). Sous la supervision de cette équipe, le patient réalise des séances de rééducation avec un kiné et apprend à économiser son dos avec des ergothérapeutes, qui lui enseignent spécifiquement les bonnes attitudes à avoir en fonction de son environnement professionnel.

Après un séjour en école du dos, le patient effectue une autorééducation régulière pendant plusieurs mois, pour ne pas perdre les bénéfices de son programme, et un suivi est fréquemment entrepris pendant au moins un an.

23. Quand faut-il opérer ? Quels sont les risques de l'opération ?

On opère généralement quand il existe une lésion irréversible d'une structure essentielle du dos (écrasement majeur d'un disque, disque trop mobile et instable, hernie discale qui comprime massivement un nerf). Lorsqu'il existe une grande dégradation des disques intervertébraux et une instabilité des vertèbres les unes par rapport aux autres, et qu'en plus la douleur est handicapante, on propose généralement une arthrodèse. Cette opération consiste à fusionner les vertèbres dégradées afin de supprimer toute mobilité entre elles. Une fois ces vertèbres bloquées, la colonne vertébrale est stabilisée, moins douloureuse, mais elle aura perdu une partie de sa souplesse.

Lorsqu'une névralgie cervico-brachiale ou une sciatique extrêmement douloureuse, paralysante, avec une incontinence urinaire secondaire à une hernie discale, résistent à un traitement médical à base d'anti-inflammatoires ou d'antalgiques, aux infiltrations, au port d'une ceinture lombaire et au repos, on propose généralement une libération chirurgicale en urgence du nerf en souffrance. Le chirurgien supprime la compression du nerf, ce qui fait souvent diminuer rapidement les douleurs et les signes neurologiques.

Dans ce cas précis, plus on attendra pour opérer, plus le patient souffrira, et plus le nerf aura des risques de développer des séquelles : manque de force dans un membre, voire paralysie…
Néanmoins, ne vous pressez pas pour vous faire opérer, même si vous avez très mal au dos. En cas de grosse hernie discale avec sciatique, vous avez en effet 98 % de chances de guérir dans les trois mois sans vous faire opérer. Le repos, le temps, les différents traitements proposés feront souvent leur œuvre. Faites confiance à votre médecin. Pendant toute cette période, votre médecin doit juste vérifier régulièrement qu'il n'y a pas de signes de gravité (douleur intolérable, paralysie, incontinence urinaire) qui rendraient l'intervention chirurgicale urgente.

Quels sont les risques ?

Comme tout acte chirurgical, il existe des risques, mais les complications sont rares. Elles sont directement liées au geste chirurgical et restent exceptionnelles. Il peut s'agir d'une blessure de la racine nerveuse, qui peut entraîner parfois une paralysie définitive, d'une plaie de gros vaisseaux abdominaux situés contre les vertèbres, d'un hématome compressif, d'une infection… Il faut aussi rajouter les risques liés à la santé générale du patient et à l'anesthésie : problèmes cardiaques, insuffisance respiratoire, allergie aux anesthésiques, phlébite, embolie pulmonaire…

Quel chirurgien consulter ?

C'est le plus souvent le neurochirurgien qui opère les douleurs de dos invalidantes liées à des hernies discales « agressives ». Il est le « spécialiste » de la libération des racines nerveuses.
Quand il s'agit de stabiliser certaines vertèbres, de réparer une fracture suite à de l'ostéoporose par exemple, d'opérer une importante scoliose, le chirurgien orthopédique est généralement le plus adapté. Ce ne sont bien sûr que des grandes tendances, qui varient en fonction de la formation et de l'expérience de chaque chirurgien.

24. Les cures thermales sont-elles vraiment efficaces ?

Depuis l'Antiquité, les hommes utilisent l'eau sous toutes ses formes, eau douce ou eau salée, pour ses bénéfices sur la santé. Les thermes ont été largement fréquentés par les Grecs, les Romains et les Arabes. Ils ont été abandonnés pendant longtemps par les cultures occidentales, mais ont toujours été utilisés par les sociétés arabo-musulmanes. On les redécouvre depuis une trentaine d'années en Europe.

Les cures thermales

On y utilise des eaux, des vapeurs ou des boues thermales. Elles se situent au lieu d'émergence de la source thermale pour produire pleinement leurs effets thérapeutiques. Chaque source a une composition chimique spécifique qui lui confère des vertus thérapeutiques différentes reconnues par l'Académie de médecine. La moitié des cures thermales effectuées en France le sont pour des raisons rhumatologiques. La moitié des patients en rhumatologie sont orientés vers les cures pour soigner une lombalgie chronique. On utilise le plus souvent des bains bouillonnants, des douches ou des enveloppements dans des boues chaudes, et l'application de vapeur, et on fait régulièrement boire au patient de l'eau thermale. Dans de nombreux sites, ces traitements sont associés à des séances de kinésithérapie, à des cours de diététique, ou encadrés par une école du dos. L'efficacité réside autant dans la qualité des soins que dans la détente et le bien-être que l'on ressent quand on s'occupe de soi et que l'on se repose pendant deux ou trois semaines. Les eaux utilisées sont souvent assez soufrées et chaudes, deux paramètres expliquant leurs effets positifs sur la diminution de la douleur, sur la réduction du handicap et sur la moindre consommation de médicaments antidouleur. L'effet d'une cure se maintient pendant plusieurs mois. Elle est prise en charge partiellement par la Sécurité sociale.

La thalassothérapie

Les soins en thalassothérapie utilisent les vertus thérapeutiques combinées de l'eau de mer, de l'air et du climat marin. La thalasso est pratiquée en bord de mer, le plus souvent près de la Manche ou de l'Atlantique. Au programme : des produits qui viennent de la mer : eau de mer, algues, poudre de coquillages, sable, menus à base de poisson, soleil marin ! Comme pour la cure thermale, des soins de kinésithérapie ou de massage sont proposés en parallèle, ainsi que des conseils diététiques et de prévention du mal de dos. Dans les deux cas, la relaxation et la sensation de bien-être contribuent largement à l'efficacité des soins. Une cure de thalassothérapie dure en moyenne une semaine et n'est pas prise en charge par la Sécurité sociale. Les preuves scientifiques de son efficacité sont moins bien connues que pour la cure thermale.

La balnéothérapie

La balnéothérapie utilise une eau qui n'est ni thermale ni de mer, donc sans leurs apports en minéraux. Elle utilise de l'eau du robinet parfois chauffée et bouillonnante. Le patient est mis dans de l'eau en apesanteur, ce qui améliore ses mouvements et facilite la rééducation des articulations trop rigides. Certains centres de kinésithérapie proposent des séances en balnéothérapie pour soigner les maux de dos et les articulations très raides.

25. Plaidoyer pour les médecines alternatives

La médecine classique « chimique » a fait ses preuves dans de nombreux domaines de la santé. Dans les situations très graves ou extrêmes (poussée d'arthrose, sciatique paralysante…), elle permet de bien gérer le problème. En revanche, elle a tendance à être trop compartimentée : chaque spécialiste traite uniquement sa partie. En médecine classique, une sciatique sera le plus souvent traitée par un anti-inflammatoire standard ou par une infiltration à l'endroit de la douleur, sans que quiconque se soucie des particularités du patient. Le traitement n'est pas du tout personnalisé, les interactions avec les aspects psychologiques sont rarement abordées, et le patient devient un « assisté » puisqu'il n'a rien à faire, si ce n'est avaler son traitement !

Une vision globale du corps

À l'inverse, les médecines alternatives, dites aussi « douces » ou « naturelles », proposent une vision globale du corps : elles cherchent à trouver des liens entre les maux observés à un moment T et des souffrances plus anciennes, qui peuvent être à l'origine du problème. Elles ne se contentent pas de traiter le « mal » au niveau du siège de la douleur, mais plutôt en amont du problème et à distance de la zone douloureuse. Ainsi, une douleur du dos sera traitée par des médicaments en médecine classique, alors que les médecines alternatives rechercheront un lien entre la douleur et de mauvais appuis au sol, des erreurs alimentaires, des émotions refoulées, un mauvais équilibre postural… Le patient se nourrit-il bien ? Est-il angoissé ? Déprimé ? A-t-il mal au dos parce que sa cheville souffre ? S'étire-t-il régulièrement ? A-t-il une bonne hygiène de vie ? Prend-il le temps de souffler entre ses activités ?

Une prise en compte de la dimension corps-esprit

Les médecines alternatives donnent aussi la part belle à la relation qui existe entre le corps et l'esprit. Qui n'a pas constaté un jour que, lorsqu'on en a « plein le dos », on souffre justement de douleur au dos ? Pour beaucoup d'entre nous, c'est une évidence, mais pas forcément pour les défenseurs de la médecine classique. Face à une douleur au dos, il faut s'efforcer de toujours traiter le symptôme « douleur », mais aussi sa cause (quand on la trouve) !

Les médecines alternatives offrent un temps de consultation plus long où l'échange entre le thérapeute et le patient est privilégié, et elles encouragent une plus grande implication du patient dans la compréhension et le traitement de sa maladie. C'est un véritable travail d'équipe qui s'établit : d'« assisté », le patient devient « actif », ce qui fait toute la différence.

26. Les bienfaits de l'ostéopathie

L'ostéopathie est l'art de l'écoute du corps : elle donne une importance capitale au toucher et au palper. C'est la main de l'ostéopathe qui va déterminer les troubles dans les rouages de la mécanique du dos et tenter de les corriger en douceur. Le mode d'action de l'ostéopathie passe par plusieurs approches : l'action mécanique, l'action réflexe et l'action psychique.

Les techniques et mode d'action de l'ostéopathie

• **L'action mécanique** est la mieux documentée et la plus compréhensible. Sur un dos douloureux en raison d'une arthrose lombaire, l'ostéopathe va, par exemple, assouplir l'articulation endolorie et détendre les muscles qui sont contractés de manière réflexe suite à l'arthrose ; enfin, il va réharmoniser les mouvements du dos.

• **L'action réflexe** explique l'action antalgique (antidouleur) rapide, voire instantanée du traitement ostéopathique. Qui n'a jamais été étonné de la disparition quasi immédiate de douleurs anciennes et invalidantes après une manipulation ? Que se passe-t-il alors ? Lorsque l'ostéopathe réalise, par exemple, la manipulation d'une articulation du dos, il s'ensuit une importante réponse réflexe du cerveau et de la moelle épinière qui aboutit à la libération immédiate de substances chimiques appelées « endorphines », c'est-à-dire des morphines naturelles sécrétées par l'organisme. Ces dernières ont des vertus antidouleur très puissantes qui expliquent vraisemblablement l'action antalgique rapide de l'ostéopathie.

• Le troisième mode d'action de l'ostéopathie est **psychique.** Comme dans tout acte thérapeutique, il existe toujours un effet placebo. L'ostéopathie n'y échappe pas, mais cette action psychique placebo semble être secondaire par rapport aux effets mécaniques et réflexes de l'ostéopathie.

Les techniques utilisées

En ostéopathie, différentes techniques permettent la prise en charge des souffrances des os, des articulations, des ligaments et des muscles du dos. L'ostéopathe utilise un large panel de techniques, à commencer par des mobilisations et des tractions articulaires, pour se terminer par les étirements musculaires et les manipulations vertébrales.

• **Les mobilisations articulaires** correspondent à la répétition de petits mouvements lents et doux d'une articulation du dos. Leur objectif est de rendre l'articulation plus souple, moins grippée, et de détendre les muscles qui sont contractés autour de l'articulation.

• **Les tractions articulaires** consistent à étirer doucement une articulation (ou plusieurs) entre les vertèbres dans le sens de la longueur. Elles permettent de dégripper et de décomprimer des articulations intervertébrales en souffrance, comme c'est souvent le cas dans l'arthrose vertébrale. Elles ont aussi des vertus antidouleur, et elles agiraient sur les troubles de la circulation sanguine de l'articulation, qui sont source d'engorgement de liquide sous pression, de compression de l'espace articulaire et, par là même, de limitation des mouvements. Ce sont des techniques indolores et non brutales… Alors détendez-vous, et la technique sera d'autant plus facile à réaliser !

• L'ostéopathe utilise également de nombreuses techniques **d'étirement musculaire.** Il faut bien se rappeler que, dans toute douleur du dos, il y a toujours une composante musculaire. La contracture musculaire est soit la cause de la douleur, soit liée à des souffrances articulaires ou discales du dos. Dès que le muscle est étiré, il cesse de « souffrir », la douleur diminue, les articulations du dos se libèrent et fonctionnent plus harmonieusement…

• Enfin, la technique qui fait la réputation de l'ostéopathie est bien évidemment la **manipulation vertébrale.** La manipulation produit souvent un bruit de craquement caractéristique. Il s'agit du mouvement forcé d'une articulation, rapide et non agressif avec déplacement minime de l'articulation (tout au plus 1 ou 2 mm). Le but n'est évidemment pas de disloquer l'articulation vertébrale, mais de retirer les petits blocages qui en entravent le mouvement. La manipulation est sans risque à condition d'être effectuée après un interrogatoire et un examen clinique complet, qui sont les seuls garants d'une manipulation effectuée dans de bonnes conditions. On ne manipule pas une personne présentant une poussée d'arthrose cervicale, une sciatique en crise, une infection ou une tumeur d'une vertèbre douloureuse ! La qualité et l'efficacité dépendent aussi beaucoup de l'expérience du (médecin) ostéopathe. Renseignez-vous sur son parcours professionnel et sur son expérience.

Les maladies du dos soignées par l'ostéopathie

L'ostéopathie est une médecine à large spectre d'action et d'une grande efficacité lorsqu'elle est pratiquée par un praticien expérimenté. Elle soigne habituellement les douleurs du cou, du dos, du bas du dos, des côtes et du coccyx. Elle soigne également les douleurs de nerfs telles que la sciatique, la cruralgie, la névralgie cervico-brachiale et la névralgie d'Arnold. Elle ne se contente pas de traiter la colonne vertébrale, mais également beaucoup de petites entorses des articulations (épaule, genou, coude, cheville, pied), l'arthrose (en dehors d'une poussée inflammatoire), tout comme de nombreuses tendinites.

Quand consulter un ostéopathe ?

Si vous souffrez de votre dos, le plus important est d'avoir un diagnostic médical précis et rigoureux réalisé par un médecin (idéalement) ou par un thérapeute expérimenté. C'est le prérequis de toute démarche de traitement. Si vous souffrez d'une douleur dorsale et que vous voulez voir un ostéopathe, il faut vous assurer qu'il n'y a pas de contre-indication à l'ostéopathie. Ainsi, les douleurs inflammatoires du dos en poussée, les infections des vertèbres et les lésions osseuses (fractures, tumeurs) sont des contre-indications classiques à la pratique de l'ostéopathie. Mis à part ces contre-indications, la plupart des problèmes de dos sont de bonnes indications à l'ostéopathie. Vous pouvez consulter un ostéopathe si votre médecin ne trouve pas de solution à votre problème. Vous pouvez aussi voir un ostéopathe sur recommandation de votre médecin ou directement si l'ostéopathe en question a une très bonne réputation.

27. Autres thérapies manuelles

La chiropraxie

La chiropraxie est une médecine manuelle créée en 1895 par un pionnier américain, M. Daniel David Palmer. Elle considère le cerveau et la moelle épinière comme un générateur de courant électrique qui envoie des impulsions électriques vers les différents organes du corps *via* les nerfs. Elle émet l'hypothèse que, si une vertèbre se déplace, elle peut coincer le nerf rachidien correspondant et empêcher « l'électricité de passer », d'où un mauvais fonctionnement de l'organe innervé et la survenue d'une maladie. Le chiropracteur détecte la vertèbre déplacée (« subluxée ») et la « remet en place » par manipulation. La chiropraxie est une médecine manuelle qui consiste à rétablir l'alignement vertébral. À la différence de l'ostéopathie, elle traite exclusivement la colonne vertébrale. Les indications les plus courantes de la chiropraxie concernent les pathologies du dos telles que les douleurs au cou, au dos ou aux lombaires, le lumbago, la sciatique, la cruralgie… La chiropraxie partage les mêmes contre-indications que l'ostéopathie : toute fragilisation de la structure osseuse ou articulaire (fracture, tumeur, ostéoporose sévère, inflammation ou infection de l'articulation), sciatique paralysante et très douloureuse. C'est la raison pour laquelle le chiropracteur doit, comme l'ostéopathe, faire précéder toute manipulation d'un interrogatoire et d'un examen de palpation, afin de débusquer d'éventuelles contre-indications.

La reboutologie

Les rebouteux sont des thérapeutes qui soulagent les os et les articulations endommagées depuis la nuit des temps. Ils appliquent des méthodes empiriques transmises de famille en famille, et exercent le plus souvent dans les zones rurales. Le rebouteux détecte les articulations, les muscles, les os et les tendons qui sont en souffrance, et éventuellement déplacés. Il effectue des mouvements simples, mais efficaces, qui peuvent parfois apparaître un peu brutaux pour le profane. Ils remettent en place les articulations, réalignent les os, étirent les muscles, détendent les tendons et les ligaments. Ils sont les ancêtres des ostéopathes et des chiropracteurs actuels. Leur savoir est ancestral et non universitaire. Certains rebouteux ont une très bonne réputation et interviennent avec d'excellents résultats dans des cas où la médecine classique n'est plus efficace. Avant d'aller consulter un rebouteux, il est important de se renseigner au préalable, car certaines techniques pratiquées peuvent être dangereuses. Utilisez en particulier le bouche-à-oreille.

Le shiatsu et l'acupression

Le shiatsu est une thérapeutique dont le nom vient de *shi,* « doigt », et *atsu,* « pression ». Il s'agit d'un massage particulier, apparenté à l'acupuncture et fondé, comme elle, sur l'équilibre du yin et du yang. Ce type de massage est pratiqué avec la pulpe des doigts (surtout les pouces), mais aussi avec les paumes ou les pieds. La « pression des doigts » suit les points d'acupuncture et remplace les aiguilles, ce qui constitue un avantage chez les patients qui craignent ces dernières !

Le praticien de shiatsu exerce une pression sur les points vitaux (ou *tsubos*) situés le long des douze canaux énergétiques (ou méridiens) du corps. Il agit ainsi sur les flux énergétiques du corps, et plus spécialement sur le *qi* (ou énergie vitale). Un massage effectué dans le sens des aiguilles d'une montre permet la tonification de l'énergie vitale ; dans le sens inverse des aiguilles d'une montre, il rend possible l'évacuation du surplus d'énergie vitale. Comme l'ostéopathie et la chiropraxie, le shiatsu est également une thérapie globalisante traitant le corps et le psychisme. Il concerne l'ensemble du corps, apaise la douleur et libère l'énergie bloquée, responsable des pathologies.

Les indications principales au shiatsu sont les douleurs de dos et de la tête, ainsi que le stress et l'anxiété. Le shiatsu est souvent plus actif sur les douleurs anciennes et traînantes du dos. Il peut être réalisé même chez certains patients fragiles (personnes âgées, femmes enceintes), mais est contre-indiqué en cas de pathologie grave ou inflammatoire du dos, d'infection du dos et de traitement par cortisone.

L'acupression, une méthode d'automassage

L'acupression est une technique chinoise d'automassage proche du shiatsu, reposant sur les mêmes principes du yin et du yang. L'acupression (ou *do in,* en chinois) se pratique individuellement au calme, avec une forte concentration. Comme le shiatsu, elle favorise la circulation de l'énergie vitale (le *qi*) par pression de la pulpe du pouce sur des points d'acupuncture. Elle permet de diminuer les petits troubles courants, comme les maux de tête ou les maux de dos légers. Elle est proche du shiatsu par sa philosophie, ses principes et ses points traités. En revanche, l'acupression ne soulage que ponctuellement la douleur alors que le shiatsu se veut, comme l'ostéopathie et la chiropraxie, une thérapeutique globalisante de rééquilibrage du corps. En Europe, l'acupression a été largement éclipsée par le shiatsu, avec lequel elle est souvent confondue.

La méthode Mézières

Conçue dans les années 1940 par Françoise Mézières, kinésithérapeute de formation, la méthode Mézières est une technique particulière de rééducation. Elle consiste à identifier les muscles responsables du déséquilibre du corps et d'une douleur de dos.

Le kinésithérapeute « méziériste » détecte les tensions musculaires dans tout le corps, appelées aussi « chaînes musculaires », qui sont à l'origine de la limitation des mouvements et qui déstabilisent l'équilibre et la statique du corps. Le thérapeute s'efforce de traiter les causes primaires de ce déséquilibre. Pour ce faire, il vous proposera une gymnastique avec des postures d'étirement des muscles contractés que vous devrez maintenir longtemps en vous concentrant sur la respiration. Progressivement, les muscles de votre corps et de votre dos s'allongeront et se détendront, et les déséquilibres de vos postures s'atténueront. Vous développerez une bonne prise de conscience du fonctionnement du corps dans sa globalité et des bonnes postures à adopter.

28. Qu'en est-il des techniques « psychiques » ?

L'arbre cache parfois la forêt ! Lorsqu'on a des problèmes psychologiques, on supporte généralement moins bien un mal de dos, pourtant banal au départ. De même, le fait de souffrir du dos depuis longtemps peut retentir sur le moral, plus encore si on présente une fragilité psychologique reconnue. Enfin, un mal de dos peut provenir directement d'un mal-être psychologique. Nous connaissons l'expression populaire « En avoir plein le dos », et savons tous que l'on peut se coincer le dos lorsqu'on ne supporte plus ni le stress ni les contrariétés. Il existe un lien avéré entre le physique et le psychisme. De nombreuses douleurs du dos ne sont bien souvent que le miroir de nos douleurs morales, de nos émotions refoulées, des drames de notre vie. Nos muscles, nos disques, nos articulations se coincent parfois uniquement après un moment de stress ou l'annonce d'une mauvaise nouvelle, et non forcément à cause d'un faux mouvement ou du « hasard », comme on l'entend trop souvent ! Le stress, l'anxiété, les soucis activent le moindre problème de dos et peuvent déclencher indirectement des douleurs.

Quand une personne se présente à mon cabinet avec un mal de dos, je l'écoute, je traite son mal de dos, mais, surtout, je resitue son mal dans sa globalité. Il faut l'accompagner pour l'aider à diminuer, voire faire disparaître, toutes ses tensions, son stress, sa colère, ses frustrations... qui font le lit de nombreux maux de dos. L'objectif est de tenter de « cicatriser » le cerveau et le système nerveux qui se voient exposés à trop de stress depuis trop longtemps. C'est le rôle des quelques disciplines suivantes, dont la liste n'est pas exhaustive.

La relaxation

La relaxation vise à relâcher la tension nerveuse et à rétablir une harmonie à l'intérieur de soi. Elle peut être très bénéfique lorsqu'on a mal au dos, car les douleurs chroniques entraînent un état de stress permanent, et donc une tension nerveuse et musculaire qui, à son tour, aggrave les douleurs. La relaxation peut contribuer à rompre ce cercle vicieux !

Le relaxologue saura reconnaître l'état psychologique dans lequel vous vous trouvez et vous demandera de créer certaines images mentales de détente et de bien-être en lien avec la partie du dos qui vous fait souffrir. C'est une excellente occasion de lâcher prise et de prendre conscience de votre corps et des effets néfastes du stress sur votre dos. Vous pouvez aussi effectuer chez vous quelques exercices de détente en écoutant des musiques de relaxation, et en vous reposant dans une pièce calme.

La sophrologie

La sophrologie est une technique de relaxation mise au point au milieu du XXe siècle par le Dr Alfonso Caycedo. Elle est très largement inspirée des techniques d'hypnose, de yoga et de méditation. Elle amène le patient dans un état de conscience qu'on pourrait dire « désencombré ». Il est alors capable de se concentrer fortement sur un but à atteindre. Si vous avez mal au dos, votre sophrologue vous fera travailler sur votre respiration et sur la visualisation d'images positives pour atténuer la perception de votre douleur. De même, il pourra diminuer votre stress et votre anxiété, souvent associés à un mal de dos.

L'hypnose

L'hypnose est une technique de relaxation dans laquelle l'hypnothérapeute tente de vous déconnecter de votre environnement immédiat en essayant de mettre tous vos soucis de côté. Il obtient ce résultat en vous demandant de fixer un point précis et en vous parlant sur un ton calme et monocorde.

Une fois que vous êtes mis en « état hypnotique », votre thérapeute vous influence par suggestion. Pour faire diminuer votre douleur de dos, il va par exemple vous répéter : « Vous ne ressentez plus rien, vous êtes guéri. » Il peut aussi vous demander de vous souvenir d'une sensation agréable, telle une douce chaleur, et l'appliquer mentalement sur votre dos douloureux. Ainsi, votre cerveau se déconnecte peu à peu de la douleur.

29. Que penser de l'acupuncture ?

L'acupuncture classique

Très utilisée en Chine depuis au moins trois millénaires, l'acupuncture consiste à introduire une ou plusieurs aiguilles spéciales dans le corps, le long des méridiens, pour soulager des points douloureux et des maladies du dos. L'acupuncture a une action essentiellement antalgique par la libération d'endorphines, la diminution des informations nerveuses douloureuses qui arrivent au cerveau, et par son action décontracturante au niveau musculaire. Elle peut se révéler efficace en cas de torticolis, de douleur au cou, de lombalgie, de lumbago et de sciatique, en diminuant la douleur et en améliorant la mobilité. Le soulagement obtenu peut être rapide si l'acupuncture est bien utilisée, notamment par un acupuncteur expérimenté. Elle s'utilise le plus souvent en complément des traitements chimiques classiques et des médecines naturelles, telle que l'ostéopathie. Son efficacité est reconnue par l'Organisation mondiale de la santé (OMS), et elle est considérée comme un traitement d'appoint ou à part entière de la douleur.

L'auriculothérapie (acupuncture de l'oreille)

L'auriculothérapie est une variété d'acupuncture inventée en 1952 par un médecin lyonnais, le Dr Paul Nogier. Elle se pratique sur l'oreille et repose sur la mise en évidence de relations entre les différentes parties du corps et certains points précis du pavillon de l'oreille. Dans l'oreille, il existerait une cartographie précise de nombreux points représentés sur un fœtus inversé. En stimulant ces points auriculaires (par massage ou par piqûre), l'acupuncteur diagnostique différents problèmes de dos et les traite dans la foulée. L'auriculothérapie est une médecine d'une grande efficacité dans le traitement de nombreuses douleurs du dos et des nerfs. Elle soulage souvent rapidement de la plupart des cervicalgies, dorsalgies, lombalgies, cruralgies ou sciatiques, en atténuant la douleur et en apportant décontraction musculaire et amélioration des mouvements. Elle est particulièrement recommandée en cas de stress, d'anxiété ou de déprime. En effet, elle permet une diminution rapide des facteurs psychiques qui accompagnent souvent les douleurs de dos et les aggravent.

30. La phytothérapie est-elle efficace pour lutter contre le mal de dos ?

La phytothérapie est probablement l'une des plus vieilles médecines au monde. De tout temps, l'homme a cherché des plantes pour soulager ses douleurs. Les premiers écrits datent de l'époque des Sumériens et de la Haute Égypte. Les grandes études scientifiques sur la phytothérapie débutent au début du XXe siècle. Il s'agit d'une médecine puissante qui a servi – et qui sert encore – de base à la fabrication de très nombreux médicaments. Comme avec toute médecine naturelle, le phytothérapeute analyse son patient en globalité. Il lui donnera le traitement adapté à son problème de dos, mais aussi à son « terrain » alimentaire et psychologique, ainsi qu'à son passé médical. De la qualité des plantes utilisées, de leur cueillette, de leur conservation et de leur préparation dépendra beaucoup leur efficacité. Exigez un professionnel qualifié.
Certaines plantes sont intéressantes pour traiter le mal de dos en raison de leurs propriétés antidouleur et anti-inflammatoires. On peut citer notamment la racine d'**harpagophytum,** également appelée « griffe du diable », qui pousse en Afrique du Sud. D'autres

remèdes ancestraux peuvent être utilisés. Il s'agit de certaines plantes, comme la **prêle** ou l'**ortie,** qui contiennent de fortes quantités de silice assimilable par l'organisme. La **silice** est un oligoélément très utile au dos. Elle permet d'accélérer la cicatrisation du mal de dos, de diminuer l'inflammation et de drainer les déchets qui s'accumulent dans l'organisme et entretiennent les douleurs. Enfin, il ne faut pas oublier la **reine-des-prés** et le **saule,** qui contiennent tous deux des substances dérivées de l'aspirine (dérivés salicylés), capables de soulager les douleurs inflammatoires du dos.

31. Les traitements homéopathiques contre le mal de dos

L'homéopathie est une méthode thérapeutique qui repose sur le principe de similitude. C'est le même principe que pour les vaccins : l'homéopathe vous prescrit un traitement dilué qui a le pouvoir de traiter votre maladie, alors que, non dilué, le médicament entraînerait cette même maladie. C'est un médecin allemand, Samuel Hahnemann, qui développa ce principe il y a environ deux cents ans. C'est donc avec une dose de substance active très diluée que l'homéopathe tente de faire retrouver l'équilibre à l'organisme et de stimuler les capacités d'autoguérison du corps. Les principes homéopathiques sont présentés en différentes dilutions en fonction de l'effet recherché et sont agités très fortement pour « dynamiser », c'est-à-dire doper, leurs effets thérapeutiques. Schématiquement, les basses dilutions (4 ou 5 CH) sont utilisées pour des symptômes aigus et pour les traumatismes, les moyennes dilutions (7 ou 9 CH) traitent les douleurs, alors que les dilutions supérieures soignent le terrain nerveux. Les médicaments homéopathiques ne présentent ni effets secondaires ni contre-indications. L'homéopathie est remboursée par la Sécurité sociale.

Lorsqu'on a mal au dos, l'homéopathe dispose de nombreux traitements efficaces sur les douleurs musculaires et les inflammations. Le mal de dos n'est pas la meilleure indication en homéopathie, mais certains traitements homéopathiques restent intéressants : Harpagophytum, Arnica, Rhus toxicodendron, Ruta graveolens, Lachnantes tinctoria… Sans oublier de nombreuses plantes qui drainent les toxines des articulations du dos (pour les meilleurs traitements à suivre, rendez-vous au chapitre VI).

32. Les vertus des huiles essentielles

La phytothérapie fabrique ses produits directement à partir des plantes, utilisant les fleurs, les racines ou les bourgeons. L'aromathérapie transforme ces plantes en essences (huiles essentielles) par distillation.

Petit historique

Les huiles essentielles suscitent un grand intérêt depuis une trentaine d'années. En fait, l'aromathérapie trouve son origine depuis l'Antiquité, en Égypte, à Rome, en Perse et en Inde. Ce sont les Arabes qui définissent les grandes lignes de l'aromathérapie moderne en permettant la production d'huiles essentielles en quantité au Moyen Âge. La phytothérapie fabrique ses produits directement à partir des plantes, des fleurs, des racines, des bourgeons, des tiges ou des feuilles de certains arbres et arbustes. L'aromathérapie transforme ces plantes en essence par distillation et aboutit à la création d'huiles essentielles. Ces dernières contiennent un savant équilibre de tous les principes actifs contenus dans la plante. L'efficacité du végétal est littéralement décuplée en aromathérapie, car les huiles essentielles obtenues sont très concentrées. C'est la raison pour laquelle il est préférable de ne sélectionner que des huiles essentielles biologiques. Elles peuvent s'utiliser de différentes manières : par voie orale (avec précaution), par voie cutanée (massage, bains aromatiques) ou par voie aérienne (vapeur).

Les traitements efficaces

Dans le mal de dos, les huiles essentielles seront utilisées en prise orale ou, le plus souvent, par voie cutanée. Pendant les massages, les principes actifs traversent l'épiderme et gagnent le derme pour se diffuser dans le sang, jusque dans le système nerveux. Les huiles essentielles agiront sur le mal de dos autant par leurs vertus antalgiques, anti-inflammatoires et décontracturantes que par leurs propriétés relaxantes pour le système nerveux. C'est une médecine complète, efficace et puissante, mais qui peut comporter des contre-indications pour les femmes enceintes, allaitantes et les enfants en bas âge. Renseignez-vous bien avant d'utiliser les huiles essentielles. Posez vos questions à un aromathérapeute confirmé : parmi les nombreuses huiles essentielles, il saura vous conseiller les huiles à utiliser en fonction de votre problème et de votre terrain (voir aussi le chapitre VI).

33. Le sport peut-il traiter mon mal de dos ?

En cas de problème au dos, certains préconisent parfois, de façon erronée, l'arrêt de toute activité sportive. En fait, tout dépend du problème de dos que vous rencontrez : si vous êtes en pleine crise inflammatoire et douloureuse, le bon sens est généralement de ne pas faire de sport du tout. Une fois la crise passée, après quelques jours ou quelques semaines, le sport peut, au contraire, contribuer à améliorer votre mobilité. En effet, il va vous permettre de muscler le dos et les abdominaux, et d'acquérir un dos bien « gainé ». Vous vous sentirez alors plus endurant, en particulier lors du port de charges lourdes.

Dans les métiers à risque qui comportent beaucoup de manutention ou, à l'inverse, dans les métiers sédentaires, une bonne musculature est une protection garantie des articulations et des disques du dos. Votre musculature se comportera comme si vous aviez une ceinture lombaire à demeure. Si vous souffrez de votre dos, un dos musclé sera donc votre meilleur atout… à la condition de ne jamais trop forcer !
Par ailleurs, le sport peut vous permettre d'étirer les muscles, les articulations, les disques et les ligaments de votre dos. Ainsi étirés, ils ont moins de risque de se fissurer ou de se déchirer lors des mouvements amples du dos que l'on effectue au quotidien. Les sports qui assouplissent le dos comme la gymnastique, le stretching ou les arts martiaux contribuent à éviter de nombreuses récidives de blocage du dos. Enfin, une activité sportive régulière vous permettra aussi de travailler votre équilibre, d'avoir des mouvements du corps harmonieux et de reprendre confiance en vous ! Vous prendrez peu à peu conscience du fonctionnement de votre physiologie, et votre dos ne sera alors plus « ce parfait inconnu ».
En bref, le sport permet de soulager de nombreux maux de dos, d'écourter les délais de guérison et de prévenir certaines récidives. N'oubliez jamais que la vie est dans le mouvement : économiser trop votre dos serait une erreur. Il vous faut, au contraire, bouger, vous muscler, étirer votre dos dès que possible. C'est le secret d'une bonne prévention du mal de dos !

CHAPITRE IV

Adopter les bons réflexes au quotidien

Le maintien de votre capital-santé a pour clé de voûte la prévention. Celle-ci commence par la limitation de toute contrainte superflue pour l'organisme. Si la capacité à conserver la santé varie d'un individu à l'autre, son entretien doit faire l'objet de votre attention permanente ! Il faut vous efforcer de ne pas agresser votre corps par un mode de vie nocif. En effet, les mauvaises postures, un régime alimentaire déséquilibré, une respiration de mauvaise qualité, une hygiène de vie défectueuse (consommation de tabac ou d'alcool, surpoids, stress), ainsi que l'absence d'exercice physique nuisent au bon fonctionnement du corps et du dos.

34. La protection du dos au quotidien

Pour contribuer à la prévention de votre mal de dos, il est important de protéger votre corps grâce à l'acquisition des bons mouvements du dos dans les principales situations de la vie quotidienne. Les schémas présentés ci-après sont des références dont vous pouvez vous inspirer, et que vous pourrez évidemment personnaliser en fonction de votre problème.

Lors des activités ménagères

La cuisine

Votre plan de travail idéal sera situé à 90 cm de hauteur, au moins. Vous privilégierez les placards bas et utiliserez un escabeau de quelques marches pour économiser les mouvements de votre cou, de vos épaules et de votre dos. Mettez les appareils électroménagers sur un plan de travail, et procurez-vous si nécessaire une machine à laver le linge à chargement de face.

La vaisselle

Vous vous positionnerez en fente avant, ou rapprocherez le plus possible votre bassin du plan de travail et écarterez bien vos pieds afin de rester dans une position suffisamment stable.

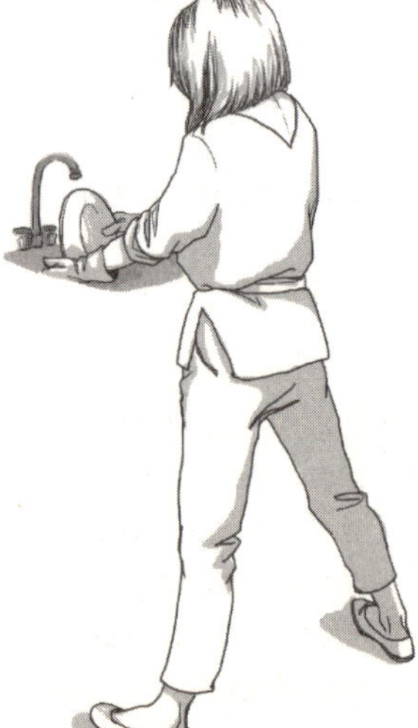

Passer l'aspirateur

Utilisez un aspirateur sur roulettes, et avancez en fente avant avec un manche télescopique. Ne vous penchez pas en avant ! Ne forcez pas non plus si la brosse adhère au tapis.

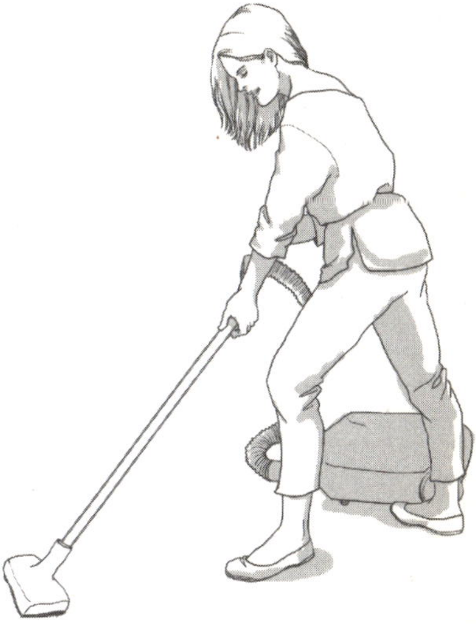

Le repassage

Positionnez-vous en fente avant, et pensez à limiter le temps dévolu au repassage.

En position allongée sur un lit

Le choix d'une bonne literie

Vous veillerez à vous procurer un matelas ferme mais non dur. Pour vous lever et faire le lit plus aisément, préférez un lit assez haut (à 50 cm de hauteur et non au ras du sol), ainsi qu'une bonne longueur correspondant à votre taille (pas de lit trop petit vous obligeant à vous tasser !). Utilisez un coussin ferme peu volumineux et, surtout, évitez les traversins qui cambrent excessivement les cervicales.

Les positions pour bien dormir

Privilégiez les positions suivantes : dos bien à plat, en chien de fusil ou avec un petit coussin sous les genoux. Dans tous les cas, évitez la position sur le ventre : elle cambre excessivement le bas du dos et force sur les cervicales.

Comment se lever et se coucher

Ne vous levez pas d'un bond, prenez le temps de vous réveiller en vous étirant comme un chat pendant une à deux minutes, puis placez-vous au bord du lit, couché sur le côté, et redressez-vous en vous appuyant sur le coude, puis sur la main, et faites pivoter vos jambes pour vous asseoir. Procédez à l'inverse pour vous coucher. Ne vous jetez jamais sur votre lit, même si vous vous sentez très fatigué.

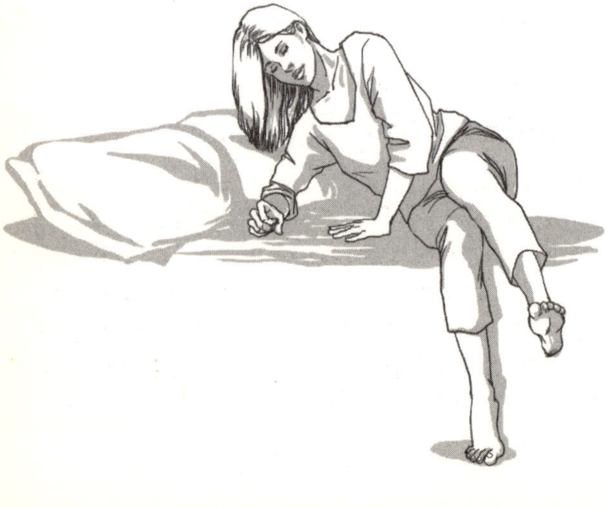

En position assise

Le siège

Pensez à utiliser un siège suffisamment haut (au moins à 50 cm du sol et 5 cm au-dessus du pli des genoux). Utilisez un siège pivotant et inclinable en avant (20 degrés), avec un dossier réglable d'avant en arrière afin de pouvoir bien y plaquer votre dos. Un repose-pieds soulagera l'arrière de vos cuisses. Dans l'idéal, inclinez votre plan de travail de quelques degrés et réglez bien sa hauteur.

Le travail sur ordinateur

Votre regard doit être à l'horizontale et orienté au centre de l'écran. Votre dos et votre tête sont droits et détendus. L'utilisation des accoudoirs reposera vos épaules et votre cou. Faites des pauses toutes les heures.

En position debout prolongée

Évitez la station immobile et le piétinement. Modifiez régulièrement votre posture : changez de jambe d'appui et mettez-vous en fente avant. Contractez vos muscles abdominaux pour moins cambrer le bas de votre dos. Si vous le pouvez, appuyez votre dos contre un support ou utilisez l'appui de votre main ou de votre coude.

Porter un sac et faire les courses

Privilégiez le sac à dos, sinon portez deux sacs, un de chaque côté, pour une meilleure répartition de la charge entre les bras. Choisissez des talons ni trop hauts ni trop bas, et gardez toujours la même hauteur. Pensez évidemment à utiliser un Caddy pour faire vos courses.

Lors de la toilette ou de l'habillage

Le brossage des dents

Vous éviterez de fléchir votre dos mais écarterez les pieds et stabiliserez votre tronc. Posez aussi une main sur le lavabo comme appui éventuel. Le lavage du visage se fera en fente avant.

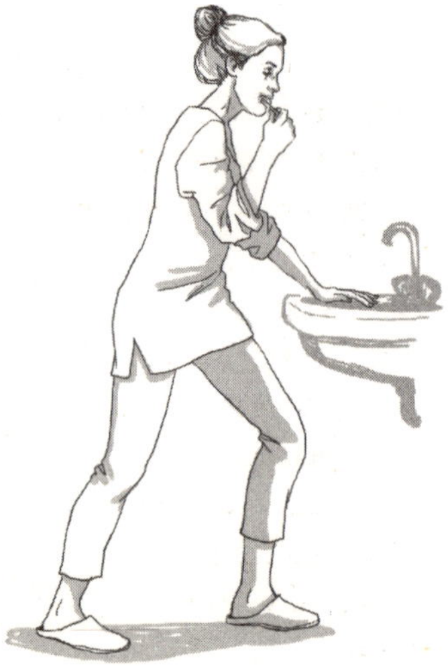

Sous la douche

Ne vous penchez pas longtemps en avant, ramenez jambes et pieds vers vous pour vous laver. Mettez aussi un tapis de douche afin ne pas glisser. Vous pouvez même, dans certains cas, installer un tabouret de douche.

En voiture

Votre siège pourra être rembourré avec un appui lombaire confortable, l'inclinaison du dossier réglée à 110 degrés en général. Reculez et rehaussez le siège à volonté pour que vos coudes soient légèrement fléchis, et gardez les genoux à 45 degrés. Ne soyez pas « collé » au volant. Calez bien vos fesses au fond du siège et gardez la tête verticale, en utilisant au besoin un appui-nuque pour la sécurité et le confort du cou. Pensez aux accoudoirs pour reposer vos cervicales et vos épaules.

Pour vous asseoir, pivotez l'ensemble de votre corps à 90 degrés par rapport à la position de conduite, puis levez-vous en poussant sur vos jambes et en vous accrochant au besoin au volant.

Évitez toute position assise prolongée : faites des pauses toutes les deux heures et effectuez quelques exercices de gym sur les aires de repos.

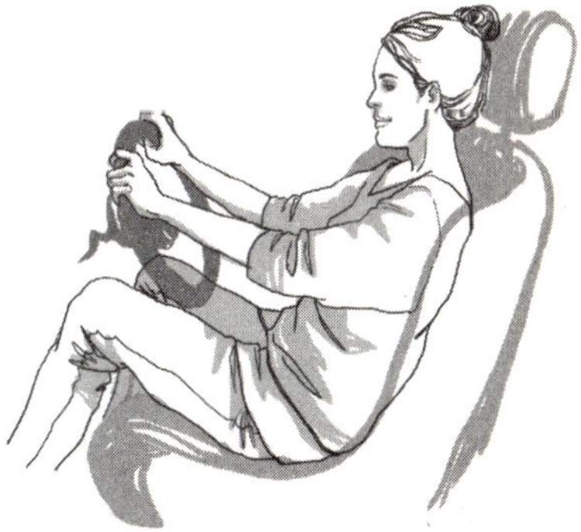

Pour charger et vider le coffre de votre voiture, penchez-vous en fente avant ou prenez appui contre la voiture avec votre ventre ou votre genou afin de verrouiller votre bassin.

Pendant les loisirs

Le jardinage

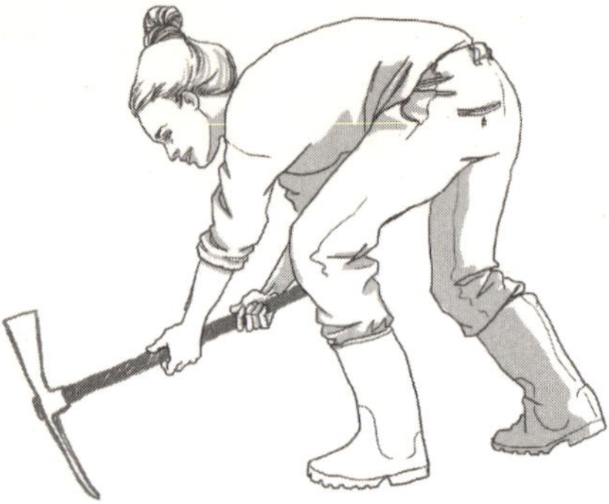

Se pencher en avant, dos courbé = mauvaise posture

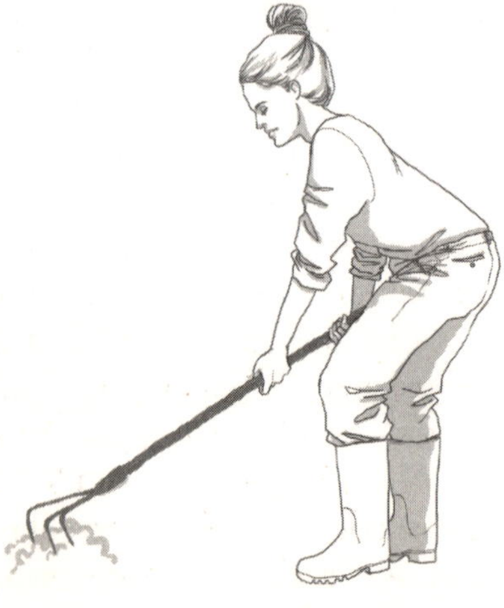

Avec un outil à manche court = assez bonne posture,
en pliant les genoux

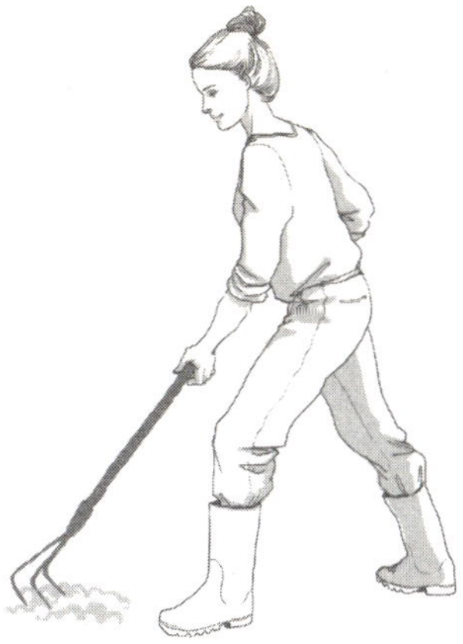

Avec un outil à manche long = très bonne posture

Évitez de vous pencher en avant en ayant le dos rond, pensez toujours à garder le dos droit et à plier vos genoux si vous êtes suffisamment souple. Pour le travail au sol, mettez un genou à terre ou travaillez à genoux, ou encore asseyez-vous sur un petit tabouret de 20 cm de haut environ.
Pour le piochage, le sarclage ou le ratissage : utilisez des outils adaptés avec un manche long (arrivant à l'épaule), en position de fente avant (une jambe devant, une jambe derrière ; voir illustration ci-dessus). Le mouvement se fait avec les jambes et le bassin, et le moins possible avec le dos. Dans tous les cas, aidez-vous de vos jambes ! Pour tailler les haies, utilisez un escabeau ou une échelle : travaillez en fente avant, face à la haie. Privilégiez la brouette aux seaux trop lourds, et veillez à bien stabiliser votre bassin et votre dos avant de pousser la brouette. Pour la tonte

du gazon, utilisez si possible une tondeuse assistée, que vous pousserez sans vous pencher sur elle.

Le bricolage

Disposez votre établi à au moins 90 cm de haut et travaillez en fente avant. Évitez surtout les hyperflexions du bas du dos en avant !
Pour la pose de parquet ou de carrelage, mettez un genou à terre, protégé par un coussin ou une genouillère, et évitez toute position en avant du cou par hyperflexion.
Pour les activités manuelles en hauteur (peinture du plafond, ampoule à changer) : soyez à la bonne hauteur en utilisant un marchepied ou un escabeau et ne faites aucune hyperflexion en arrière du cou ou du bas du dos.

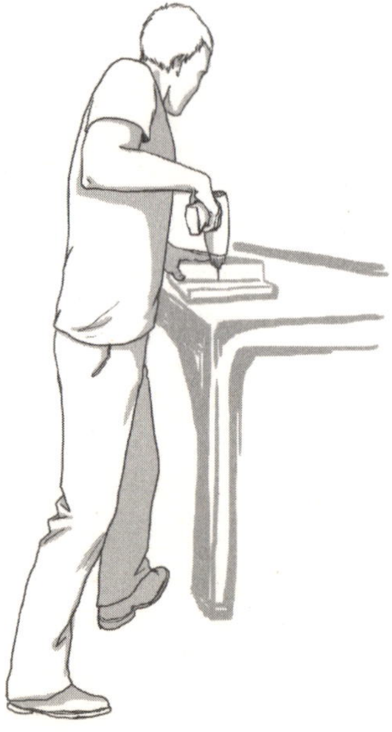

Si vous devez bricoler sous un évier : positionnez-vous à plat dos et placez un coussin sous votre tête plutôt que de vous contorsionner. Évitez toute torsion du cou.

En pratiquant un sport

Le vélo

Évitez d'utiliser un vélo de course, qui génère une position trop allongée, néfaste pour le cou et les lombaires. Autant que possible, veillez à ne pas courber votre dos. Investissez dans un bon vélo muni d'un bon guidon, qui vous permettra d'avoir une tenue droite.

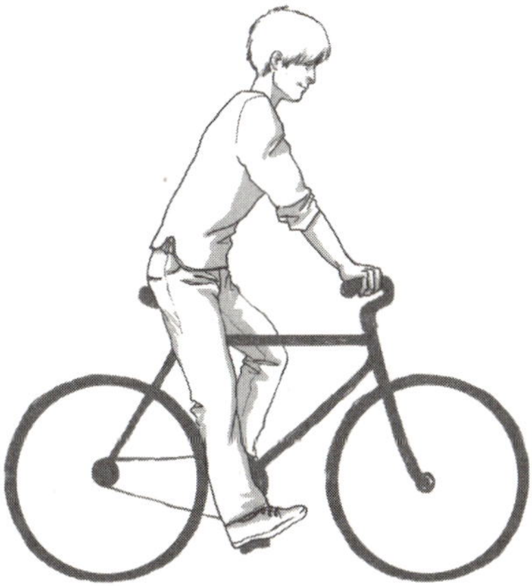

La course à pied

Veillez à acquérir de bonnes chaussures de course, à renouveler tous les ans, en vous faisant conseiller par un professionnel. Prenez l'habitude de courir le plus droit possible sans vous pencher en avant. Attention à la course à pied si vous êtes en surpoids (tassement de disques, arthrose du genou)…

La natation

Vous éviterez de vous baigner dans de l'eau trop froide et de garder les cheveux humides. Ne pratiquez pas la brasse, qui crée souvent une hyperlordose lombaire. Non coulée, elle suscite en plus une hyperlordose cervicale. Apprenez à nager alternativement sur le dos et sur le ventre, en dos crawlé et en crawl.

Le tennis

Jouez avec une raquette légère adaptée à votre niveau. Méfiez-vous du service et du smash : ne cambrez pas trop les lombaires en faisant ces mouvements. Enfin, pour ramasser les balles, fléchissez toujours les jambes !

Le golf

Ne faites aucun mouvement forcé en ayant le dos trop cambré.

La planche à voile

Gardez le dos droit et les cuisses fléchies, et rentrez le ventre. Utilisez aussi un harnais pour soulager vos bras et votre dos. Faites attention au vent, à l'humidité et au froid. Enfin, pensez à porter des chaussures antidérapantes.

L'équitation

Gardez le dos droit et les épaules souples. Le plus important est d'épouser harmonieusement les mouvements de balancier du cheval avec votre bassin. Vous éviterez le trot assis.

Porter des charges au travail

Lors du port de charges lourdes, placez la charge très près du corps et veillez à avoir un dos stabilisé et des cuisses vigoureuses. Pour ramasser un objet lourd à terre, positionnez-vous le plus près possible de l'objet, posez-le contre votre ventre, gardez le dos droit et poussez sur vos cuisses pour vous redresser.

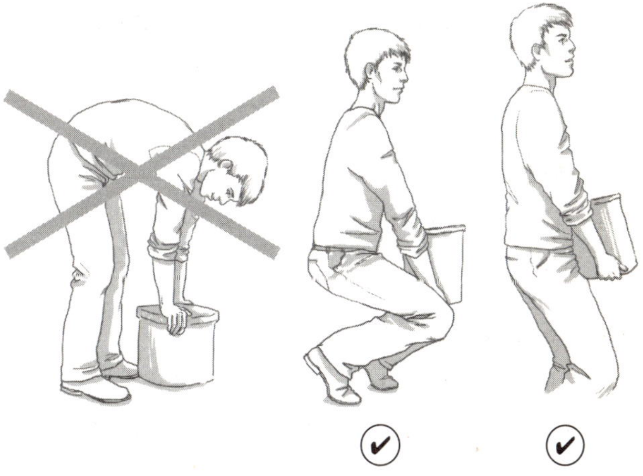

Si vous êtes enceinte

Portez le moins de charges possible et, lorsque vous devez le faire, placez-les près de votre ventre. Faites vos activités avec modération et veillez toujours à avoir une bonne respiration, calme et profonde.

Vos principaux alliés sont une bonne sangle abdominale, la bascule du bassin et l'étirement de votre colonne.

Trois exercices contre le mal de dos lors de la grossesse

1. Renforcement de la sangle abdominale
Allongée sur le dos, jambes repliées, soulevez votre tête et votre dos d'environ 10 cm, maintenez la position 10 secondes et relâchez. Refaites le mouvement dix fois.

2. Bascule du bassin
Allongée sur le dos, jambes repliées, mettez une main dans le creux de vos lombaires et écrasez-la en faisant le dos rond pendant 10 secondes, puis relâchez. Refaites le mouvement dix fois.

3. Étirement de la colonne
Debout, bras tendus vers le ciel, inspirez et mettez-vous sur la pointe des pieds, puis expirez en abaissant les bras et en reposant lentement la plante de vos pieds au sol. Refaites le mouvement dix fois.

S'occuper d'un enfant

Vous ferez en sorte de porter l'enfant le plus possible contre vous et changerez au besoin de côté. Pour le lange, utilisez un meuble suffisamment haut (évitez la planche posée sur la baignoire, vous seriez obligé de vous positionner en fente avant).
Lors de l'habillage, appuyez votre dos contre un mur ou une armoire pour enfiler le pantalon à l'enfant. Asseyez-vous sur un siège ou le bord du

lit pour mettre les chaussettes et les bas. Pour lacer ses chaussures, accroupissez-vous. Ne tentez jamais de numéro d'équilibriste !

35. En bref : bonnes et mauvaises attitudes à retenir

1. Pour préserver votre dos, il est important de garder un bon alignement entre votre tête et votre bassin. Tenez-vous toujours bien droit !
2. Priorité à l'activité et aux mouvements ! Refusez la sédentarité et les positions immobiles dès que possible.
3. Travaillez le plus possible en fente avant lors de vos activités quotidiennes, quelles qu'elles soient.
4. Vous veillerez à développer une bonne ceinture abdominale et lombaire, qui permettra de stabiliser votre bassin et donc tout votre corps.
5. Écoutez votre corps, entretenez-le, et il vous le rendra bien !

Tous ces conseils peuvent vous paraître évidents, et pourtant ils sont souvent oubliés ou mal exécutés par la plupart d'entre nous, par habitude, lassitude, précipitation ou désinvolture. La plupart des gens qui souffrent du dos oublient qu'ils ont à leur disposition nombre de gestes simples pour tous les jours. Ces « bons gestes » deviennent au fur et à mesure des automatismes lors des activités quotidiennes. Vous verrez que vous finirez par adopter ces bonnes attitudes sans y penser. Ainsi, avec un peu d'effort et de persévérance, vous serez gagnant sur toute la ligne !

CHAPITRE V

Mon autotraitement manuel pour ne plus souffrir du dos

Vous n'êtes pas démuni et pouvez agir par vous-même avant que ne s'installe tout mal de dos. Voici deux clés pour améliorer les capacités d'autorégulation de votre corps et en optimiser le fonctionnement : une bonne respiration – une aide précieuse pour lutter contre le mal de dos, le stress ou la fatigue – et la pratique de quelques exercices physiques ciblés. Une bonne respiration vous permettra de relâcher les tensions musculaires de votre dos et de vous détendre. Or, comme vous le savez, de nombreuses douleurs de dos sont d'origine musculaire, et amplifiées par la tension nerveuse et le stress. La respiration, correctement pratiquée, est la clé pour (re)découvrir son corps et pour apprendre à éliminer toutes les émotions et les tensions parasites qui se répercutent au niveau du dos. Apprenez à bien respirer et soyez assidu ! Vous allez progressivement vous réapproprier votre corps et votre mental. C'est ce que je vous propose avec ce programme efficace d'exercices physiques, indispensable à l'entretien de votre corps. Pour chaque partie de votre dos, je vous explique comment vous étirer, vous masser et renforcer vos muscles, afin qu'ils soient souples et toniques. Vous deviendrez peu à peu votre propre professeur de gymnastique et votre propre thérapeute. Maintenant, c'est à vous de jouer !

36. Une bonne respiration : premier élément de ma rééducation corporelle

Respiration, posture et prévention[1]

La respiration est une activité naturelle dont nous avons peu conscience. Elle oxygène notre corps et apporte l'énergie vitale à notre organisme. De nombreuses personnes, notamment stressées, ne respirent pas de façon optimale. Pourtant, une bonne respiration peut améliorer la santé globale du corps, et en particulier diminuer les maux de dos. Le fait de bien respirer facilite les métabolismes et l'élimination des déchets de l'organisme entier, comme ceux contenus dans les muscles du dos.

La respiration, qui est une succession d'inspirations et d'expirations, assure un bercement régénérateur ainsi que le glissement harmonieux des différents tissus et de leurs enveloppes partout dans le corps. Elle

1. Gilles Mondoloni, *Se soigner par l'ostéopathie*, © Odile Jacob, 2006.

contribue au bon fonctionnement musculaire du dos, des abdominaux et des disques intervertébraux, sans oublier tous les bienfaits apportés aux autres organes du corps (oxygénation, renouvellement cellulaire…).

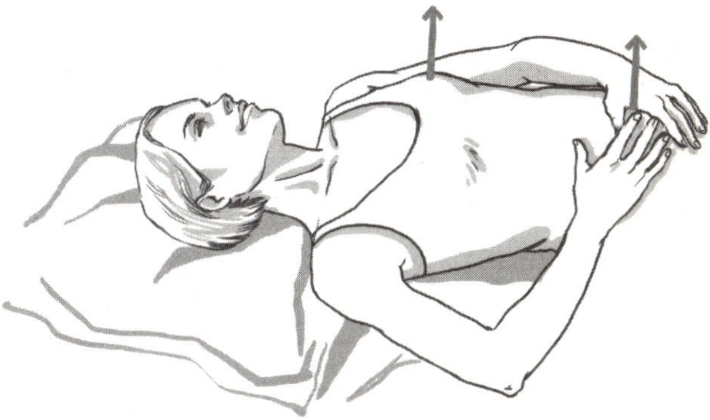

Pour apprendre à bien respirer, voici quelques conseils pour préparer la séance.

- Allongez-vous dans une pièce calme, bien aérée et bien chauffée.
- Desserrez les vêtements ou la ceinture qui pourraient gêner les mouvements de votre respiration.
- Focalisez votre attention sur le moment présent et concentrez-vous sur vos sensations.
- Ne forcez pas en cherchant à gonfler exagérément votre ventre ou vos poumons.
- Dernier conseil : faites vos exercices calmement et régulièrement.

L'exercice respiratoire que nous allons voir amène à une prise de conscience de la **respiration abdominale.** Cette respiration s'effectue naturellement durant le sommeil, ou bien elle est volontairement recherchée dans certaines professions (comédiens, journalistes, chanteurs) pour diminuer l'anxiété et le stress.

Bien respirer, votre outil antistress

Réalisez ces exercices de respiration au moment du coucher en particulier, ou en période de stress, de surmenage ou de fatigue. En effet, les tensions nerveuses favorisent l'apparition de nombreuses contractions musculaires qui sont à l'origine de la plupart des douleurs dorsales. Cependant, chacun trouvera le moment le plus propice à une respiration apaisée et à une détente profonde. Ce qui est important, c'est de réaliser cet exercice respiratoire régulièrement, de manière à le rendre automatique. Ainsi, vous allez calquer progressivement et inconsciemment votre corps sur une respiration abdominale, ce qui optimisera durant toute la journée l'oxygénation de vos tissus corporels.

La respiration abdominale en pratique...

Ces grands mouvements respiratoires mettent en jeu l'ensemble des muscles intercostaux, et surtout le diaphragme, qui est le muscle respiratoire principal. La respiration est ainsi un outil important de la gestion du stress et un élément important de votre capital santé.

La respiration s'effectue à travers trois étapes successives : l'inspiration, la rétention d'air pendant quelques secondes et l'expiration.

1. Première étape

Effectuez une première inspiration lente et profonde par les narines (bouche fermée), en laissant pénétrer un maximum d'air dans les poumons (en bombant la poitrine au besoin). Vous veillerez à inspirer à partir du bas du ventre pour favoriser ce qu'on appelle la « respiration abdominale » et poserez les mains sur votre ventre afin d'en favoriser l'amplitude. L'inspiration se déroule sur 4 ou 5 secondes.

2. Deuxième étape

À la fin de l'inspiration, faites une pause d'environ 2 secondes.

3. Troisième étape

Relâchez lentement par la bouche tout l'air inspiré, en vidant vos poumons au maximum, puis en rentrant le ventre et en contractant les muscles abdominaux. Une expiration s'effectue sur 4 ou 5 secondes.

Vous ferez environ dix cycles respiratoires comprenant les trois étapes décrites, deux ou trois fois par jour.

Comme toujours, c'est en étant régulier que vous tirerez un maximum de bénéfices des exercices respiratoires proposés. Bien respirer est essentiel pour détendre votre corps et votre esprit, et contribuer à relâcher les muscles douloureux et contractés du dos. Au fur et à mesure, vous sentirez de plus en plus rapidement les effets de cette respiration profonde et la détente qu'elle va vous procurer. Cette bonne respiration draine et améliore l'énergie vitale du corps : elle tend ainsi à vous préserver de nombreuses douleurs de dos et autres maladies. Vous découvrirez peu à peu que la solution à votre mal de dos est aussi en vous, dans votre jardin intérieur, et pas seulement dans les thérapies réalisées par de tierces personnes.

37. Je teste la mobilité de mon dos dans différentes positions

Pour mieux mettre en évidence les parties de votre dos qui sont plus raides et douloureuses, je vous invite à réaliser les mouvements suivants, qui visent à tester la souplesse de vos articulations et des muscles du cou, du dos et des lombaires. Lors de l'exercice, vous prendrez soin de noter les douleurs ou raideurs ressenties et leur localisation. Vous allez comprendre précisément quel est l'étage de votre dos qui est en souffrance et vous pourrez alors

réaliser chez vous les exercices physiques adaptés à votre situation.
Ainsi, si vous notez une diminution de votre souplesse au niveau du cou et des douleurs dans la même zone, vous lirez la partie correspondant à l'autorééducation du cou.

Je teste mon cou

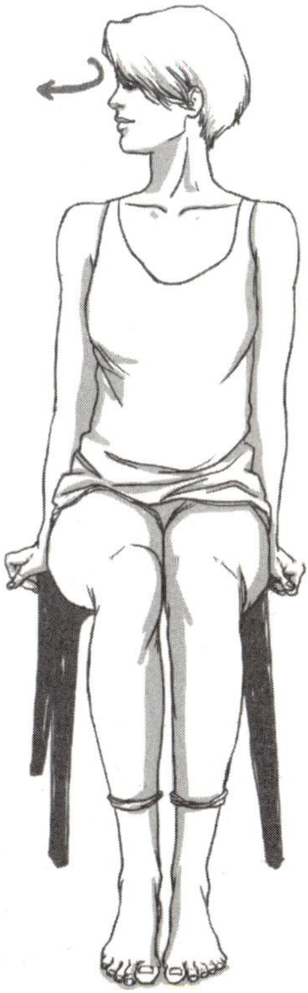

Vous allez d'abord tester la souplesse de vos vertèbres en rotation. Asseyez-vous sur une chaise, le dos droit contre le dossier. Placez vos mains à plat de part et d'autre du plateau de la chaise en bloquant les épaules (et en raidissant les bras). Réalisez très lentement une rotation à droite, puis à gauche. Notez si vous avez des douleurs et si vous observez des limitations de votre mobilité.

Faites de même pour baisser la tête et la relever. Inclinez enfin la tête vers la droite et vers la gauche. Ne forcez pas !
Notez que, normalement, aucune douleur ne doit apparaître, hormis celle réalisée lors d'un étirement. Si une douleur apparaît, surtout si elle est forte, cela peut signifier que vous souffrez peut-être d'une poussée d'arthrose ou d'une inflammation du disque. Dans ce cas, consultez votre médecin, qui vous prescrira sans doute des anti-inflammatoires. Une fois l'inflammation disparue (en général au bout d'une semaine), je vous conseille de refaire ces mêmes exercices. Ils seront alors normalement indolores ou peu douloureux.

Je teste mon dos

Vous allez réaliser une flexion de la colonne dorsale. Pour ce faire, mettez-vous debout, pieds légèrement écartés. Rentrez le menton au maximum en avant, puis faites glisser vos deux bras tendus le long des jambes jusqu'à ce que vos doigts atteignent vos genoux. Votre colonne dorsale s'enroule progressivement. Vous allez explorer les limites de mobilité de la flexion de votre colonne dorsale et découvrir vous-même l'endroit de la colonne où une raideur s'est installée.
Pour explorer la rotation de votre colonne dorsale, asseyez-vous à califourchon face au dossier de la chaise, croisez vos avant-bras et réalisez très lentement une rotation à droite, puis une rotation à gauche.

Pour tester l'inclinaison de votre colonne dorsale, croisez vos avant-bras et inclinez très doucement votre dos vers la droite, puis vers la gauche, en vous tenant le plus droit possible, sans décoller les fesses.

> ⚠ **Attention,** si ces tests sont douloureux, n'insistez pas et consultez votre médecin pour effectuer un diagnostic médical. Vous essaierez de refaire ces tests quelques jours plus tard. Si ces mouvements ne sont plus, ou que peu, douloureux, vous pourrez passer au programme d'autorééducation du dos.

Je teste le bas de mon dos

Vous allez maintenant réaliser une flexion de la colonne lombaire. Mettez-vous debout, pieds légèrement écartés, puis arrondissez le dos en gardant les jambes tendues et penchez-vous lentement en avant de façon à aller toucher la pointe de vos pieds (si vous le pouvez).

Pour explorer la rotation de votre colonne lombaire, asseyez-vous à califourchon face au dossier de la chaise, posez vos mains sur les genoux et réalisez très lentement une rotation à droite, puis à gauche.

Pour tester l'inclinaison de votre colonne lombaire, inclinez très doucement votre dos vers la droite, puis vers la gauche, en vous tenant le plus droit possible, sans décoller les fesses.

Vous savez à présent où se situent les douleurs, les gênes et les éventuelles raideurs dans votre dos. Si vos douleurs sont importantes, je vous conseille de consulter votre médecin. Si les douleurs sont très modérées, vous pourrez passer au programme d'autorééducation du bas du dos.

38. Ma gym quotidienne : mon autorééducation du cou

Vous avez testé votre cou, votre dos et vos lombaires. Vous savez à présent où se situent les tensions et les douleurs dans votre dos. Vous savez aussi que toute douleur importante ressentie lors de ces tests doit vous inciter à la vigilance et à consulter votre médecin. Une fois ces mouvements devenus peu douloureux, vous pouvez passer à votre programme de gymnastique quotidienne. Ces exercices sont particulièrement indiqués si vous avez régulièrement mal au dos et si vous êtes souvent raide, avec des muscles contractés par le stress ou à cause de l'arthrose. Ils sont adaptés à la partie du dos qui vous fait souffrir : si vous ressentez, par exemple, une souffrance au niveau du cou, reportez-vous au passage concernant la rééducation du cou, et ainsi de suite.

Dans l'idéal, effectuez cette gymnastique tous les jours (à défaut tous les deux jours), par exemple le matin après une bonne douche chaude, en fin

d'après-midi ou en début de soirée. La règle est de ne jamais forcer et d'être persévérant. C'est en effet par la régularité et l'assiduité que vous obtiendrez les meilleurs résultats.
Vous allez réaliser ces exercices pendant au moins une quinzaine de jours. Lorsque votre dos sera devenu moins raide, vous pourrez espacer les séances, à raison de deux fois par semaine. Ces exercices sont aussi une occasion de mieux vous connaître et d'évacuer le stress du quotidien.

L'automassage du cou

Objectif

Un automassage est un massage léger que l'on s'applique à soi-même. Le principe est de chauffer progressivement la peau et les muscles situés sous la peau. Les muscles une fois préparés et réchauffés seront plus à même de se détendre grâce aux exercices d'étirement. Celui-ci sera d'autant plus doux, progressif et moins douloureux.
Pour cet automassage, vous allez utiliser vos mains préalablement réchauffées avec de l'eau chaude. Une fois que vous aurez repéré la zone raide et modérément douloureuse, vous commencerez par un automassage de la nuque. Vous passerez ensuite aux étirements et terminerez par les exercices de renforcement musculaire.

En pratique

Posez vos deux mains à plat sur votre nuque. Commencez par effleurer la peau de votre nuque en faisant glisser vos mains à plat. Procédez ainsi pendant 30 secondes. Progressivement, frottez de plus en plus fort avec vos deux mains à plat. Continuez ainsi pendant 30 secondes.

L'autopétrissage du cou

Objectif

Un autopétrissage est un massage plus appuyé qui consiste à détendre les muscles et à retirer les « nœuds » qui s'y logent. Ces nœuds forment comme un chapelet : les autopétrissages visent à les faire disparaître. Le muscle est ainsi moins douloureux et s'allonge, ce qui permet de réaliser des mouvements plus harmonieux.

En pratique

Posez vos deux mains à plat derrière votre nuque. Étirez les muscles de votre cou vers l'avant avec la pulpe de vos doigts en crochet, simultanément à l'aide des deux mains. Faites cet autopétrissage pendant au moins 1 minute, en soufflant bien pendant l'exercice.

Comment bien profiter de ces exercices

- Ne forcez jamais : les mouvements doivent être effectués en souplesse.

• Respirez lentement et profondément lors de l'effort sans jamais bloquer votre respiration.
• Buvez au moins 1 litre d'eau par jour pour empêcher les courbatures (pensez aussi à la douche chaude ou au bain chaud).
• Arrêtez immédiatement l'exercice si une douleur importante apparaît et consultez votre médecin.
• La **régularité** est la condition *sine qua non* pour profiter au mieux des bienfaits de ces exercices. Si vous avez adopté de mauvaises positions, vos muscles auront tendance à se recroqueviller sur eux et à devenir raides et douloureux. Il faut donc, grâce à des étirements musculaires, redonner à vos muscles leur souplesse originelle. Cependant, retrouver une bonne souplesse musculaire ne se fait pas en quelques minutes. Ce n'est qu'au terme **d'étirements musculaires réguliers** que les muscles se laissent s'étirer véritablement, sans risque de revenir à une mauvaise position à la fin de l'exercice (comme le ferait un ressort étiré trop rapidement et non progressivement).

Les exercices d'étirement du cou

Objectif

Les exercices d'étirement augmentent l'élasticité des muscles alors que les exercices de renforcement musculaire vous aideront à obtenir des muscles plus puissants et plus endurants. Ils peuvent être réalisés en cas de souffrance articulaire ou musculaire modérée, mais également à titre préventif avant un effort physique par exemple.

Ils seront réalisés en dehors d'une forte crise douloureuse et à distance d'une poussée inflammatoire.

Exercice n° 1
Étirer les muscles du cou sur les côtés[1]

Asseyez-vous sur une chaise, pieds à plat au sol, mains posées sur les cuisses.

- Rentrez le menton et relâchez bien les épaules.
- Inclinez la tête sur un côté, très lentement, en veillant à ne provoquer aucune douleur. Le but est de gagner quelques centimètres à chaque fois. Seule une sensation de « tension musculaire » est permise.
- Faites cet exercice d'un côté, puis de l'autre, durant 15 à 30 secondes.
- Pensez à souffler profondément pendant l'étirement.

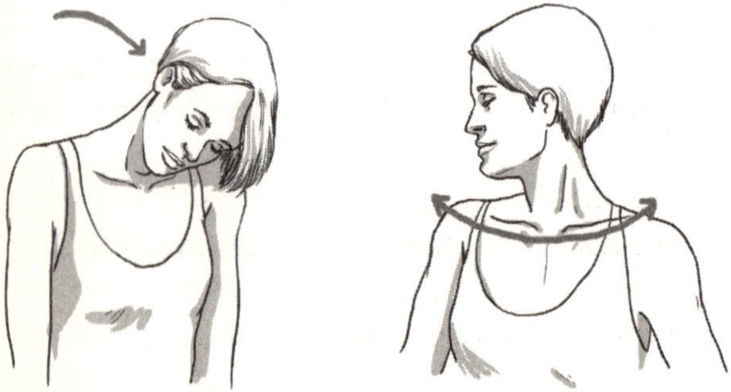

1. Gilles Mondoloni, *Se soigner par l'ostéopathie*, © Odile Jacob, 2006.

Exercice n° 2
Étirer les muscles rotatifs du cou[1]

Asseyez-vous sur une chaise, pieds à plat au sol, mains sur les cuisses.

- Tournez la tête sur un côté, avec douceur, regard à l'horizontale. Cherchez à gagner progressivement quelques centimètres.
- Effectuez le même mouvement de l'autre côté, durant 15 à 30 secondes.
- Pensez à bien expirer pendant l'étirement.

Faites attention à ne réaliser aucun mouvement de rotation avec la tête dirigée trop en arrière. Si vous ressentez des vertiges ou des troubles visuels, arrêtez immédiatement l'exercice et parlez-en à votre médecin.

Exercice n° 3
Étirer les muscles derrière le cou[2]

Asseyez-vous sur une chaise, pieds bien à plat, mains posées sur les cuisses.

- Rentrez le menton et inclinez-le progressivement vers le sternum. Restez ainsi pendant quelques secondes.
- Revenez à la position initiale, puis inclinez à nouveau le menton vers le sternum, en cherchant à gagner quelques centimètres.
- Répétez l'exercice cinq fois.

---

1. Gilles Mondoloni, *Se soigner par l'ostéopathie*, © Odile Jacob, 2006.
2. Gilles Mondoloni, *Se soigner par l'ostéopathie*, © Odile Jacob, 2006.

Ne cherchez pas à aller trop loin en direction du sternum. Ne forcez jamais, vous ne devez ressentir aucune douleur.

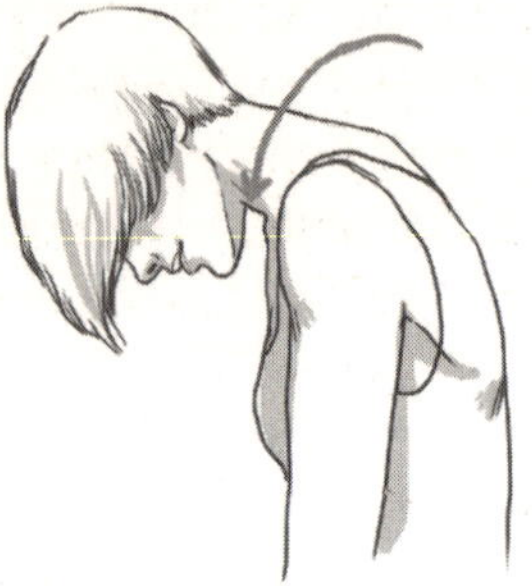

Exercice n° 4
Détendre les trapèzes[1]

Asseyez-vous sur une chaise, mains sur les cuisses.

- Surélevez lentement les épaules en essayant de toucher vos oreilles.
- Maintenez la position 5 secondes, puis relâchez bien les épaules.
- Répétez l'exercice cinq fois.

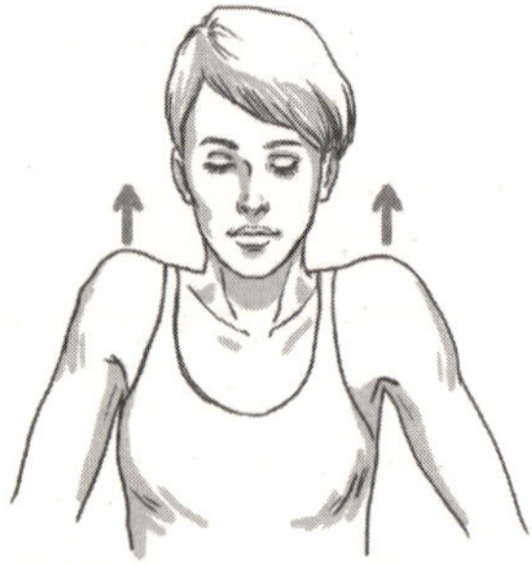

1. Gilles Mondoloni, *Se soigner par l'ostéopathie*, © Odile Jacob, 2006.

Le renforcement musculaire du cou

Pour ne plus avoir mal au dos, vous devez disposer de muscles souples mais également toniques. En effet, les muscles tiennent tout le dos. Si vos muscles ne sont pas assez toniques et puissants, les mouvements de votre dos ne seront pas bien maîtrisés et vous risquez de trop tirer sur vos muscles, vos disques et vos articulations lors de certains mouvements. Il ne faut jamais oublier qu'une bonne musculature du dos et des abdominaux est certainement la meilleure protection contre le mal de dos.

Exercice n° 1
Fléchir les muscles du cou contre résistance[1]

Asseyez-vous sur une chaise, pieds posés à plat.

- Maintenez entre vos mains une serviette enroulée que vous poserez de part et d'autre de votre front.
- Inclinez la tête en avant, en créant une résistance contre la serviette.
- Poussez doucement pendant 5 secondes, puis relâchez pendant 5 secondes.
- Répétez l'exercice cinq fois.

1. Gilles Mondoloni, *Se soigner par l'ostéopathie*, © Odile Jacob, 2006.

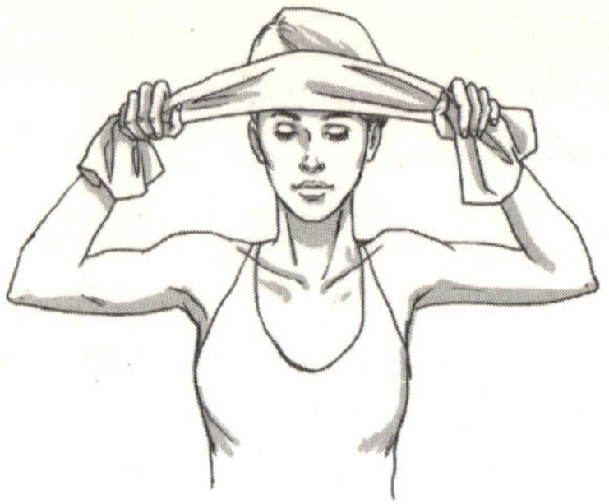

Exercice n° 2
Incliner le cou sur les côtés contre résistance[1]

Asseyez-vous sur une chaise, pieds bien à plat.

- Enroulez une serviette, maintenez-la fermement avec vos mains à chaque extrémité et placez-la derrière la tête.
- Inclinez la tête sur le côté en créant une résistance contre la serviette.
- Poussez doucement pendant 5 secondes, puis relâchez pendant 5 secondes.
- Répétez l'exercice cinq fois de chaque côté.

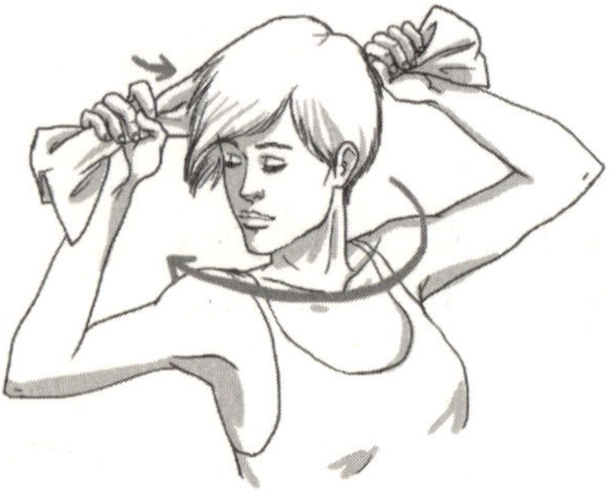

1. Gilles Mondoloni, *Se soigner par l'ostéopathie*, © Odile Jacob, 2006.

Exercice n° 3
Incliner le cou en arrière contre résistance[1]

Asseyez-vous sur une chaise, pieds bien à plat.

- Enroulez une serviette, maintenez-la fermement avec vos mains à chaque extrémité et placez-la derrière la tête.
- Inclinez la tête vers l'arrière en créant une résistance contre la serviette.
- Poussez doucement pendant 5 secondes, puis relâchez pendant 5 secondes.
- Répétez l'exercice cinq fois.

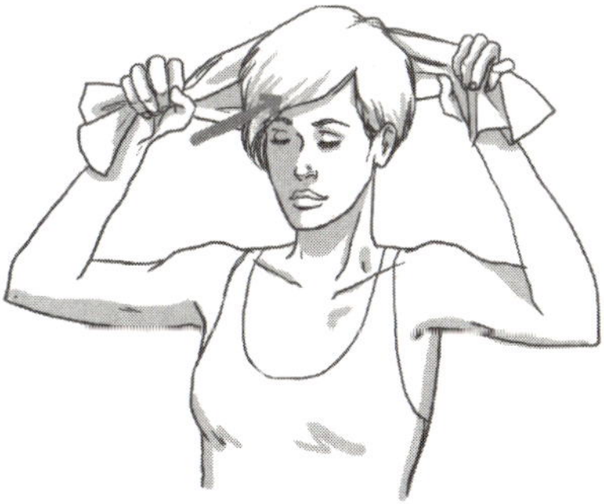

L'assouplissement global des articulations du cou

Allongez-vous sur le dos, genoux repliés, et placez une bouteille d'eau minérale sous la nuque.

1. Gilles Mondoloni, *Se soigner par l'ostéopathie*, © Odile Jacob, 2006.

- En inspirant, inclinez lentement la tête en arrière, menton dirigé vers le ciel.
- En expirant, inclinez lentement la tête vers l'avant, menton rentré, et regardez en direction de vos pieds.
- Répétez l'exercice dix fois de suite.

Faites en fonction de vos possibilités, et surtout ne forcez jamais.

39. Ma gym quotidienne : mon autorééducation du dos

Les muscles s'enraidissent facilement chez les personnes sédentaires, peu sportives, stressées ou atteintes d'arthrose. Le vieillissement du corps s'accompagne d'un enraidissement des articulations et des muscles du dos, aussi je vous conseille cette gymnastique quotidienne, en particulier si vous êtes raide, souffrez d'arthrose du dos, avez des contractures musculaires dans le dos ou présentez une scoliose ou une cyphose.

L'automassage du dos

Objectif

Cette technique masse et stimule les muscles contracturés du haut du dos jusqu'en bas.

En pratique

Placez-vous debout, dos contre un mur, pieds à 30 cm du mur et légèrement écartés, genoux semi-fléchis.

- Placez une balle de tennis entre votre dos et le mur.
- Positionnez la balle à l'endroit douloureux et faites des petits mouvements en fléchissant plus ou moins les genoux, de haut en bas et de droite à gauche, pour mobiliser la balle.
- Procédez ainsi pendant 30 secondes à 1 minute.

Mes exercices d'étirement du dos

Exercice n° 1
Auto-agrandir l'ensemble du dos

Placez-vous debout, dos contre un mur, pieds bien à plat.

- En inspirant, regard à l'horizontale, cherchez durant environ 10 secondes à vous grandir, comme si le sommet de votre tête devait toucher le plafond.
- En expirant, durant environ 10 secondes, revenez en position initiale.
- Répétez l'exercice cinq fois.

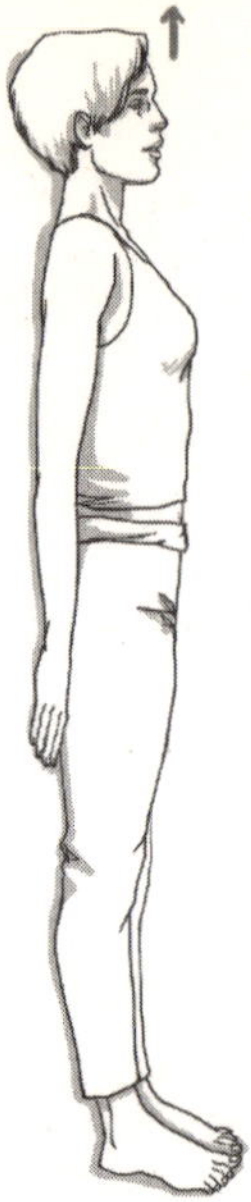

Exercice n° 2
Assouplir le dos dans la position de la prière

Mettez-vous à quatre pattes et asseyez-vous sur vos pieds, cuisses et genoux contre le torse.

- Tout doucement, faites glisser vos bras devant vous, le front et la tête bien en contact avec le sol.
- À l'expiration, tendez les bras et la tête au maximum, comme si vous cherchiez à vous allonger le plus possible.
- Répétez l'exercice cinq fois, en essayant de gagner quelques centimètres à chaque fois.

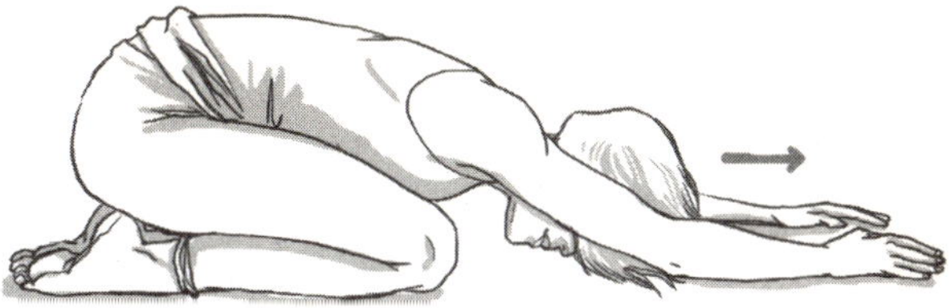

Exercice n° 3
Étirer et assouplir latéralement le dos

Mettez-vous debout, genoux légèrement fléchis pour bloquer le bassin, bras tendus vers le haut et doigts entrelacés.

- Inclinez les membres supérieurs et le buste sur le côté, marquez une pause, puis recommencez de l'autre côté. Ne vous inclinez ni en avant ni en arrière pendant toute la durée du travail : votre regard doit rester fixé devant vous. Ne cambrez surtout pas le dos !

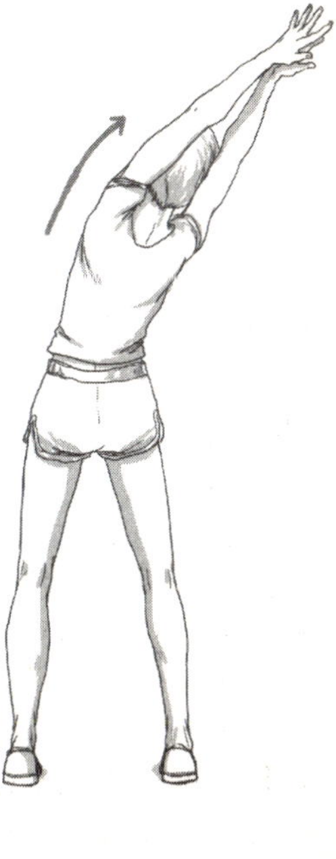

- Répétez l'exercice cinq fois.

40. Ma gym quotidienne : mon autorééducation des lombaires

Cette gymnastique quotidienne est idéale si vous êtes raide, souffrez d'arthrose du dos, de scoliose ou de cyphose, ou encore si vous ressentez des contractures musculaires au niveau des lombaires, avez une lombalgie, une sciatique ou une cruralgie (mais en dehors de toute crise).

L'automassage des lombaires

Objectif

Il s'agit de masser les muscles contracturés au niveau des lombaires.

En pratique

Placez-vous en position debout.

- Posez vos mains à plat sur le bas du dos, de façon que l'extrémité des doigts de la main droite touche l'extrémité des doigts de la main gauche.
- Commencez par effleurer la peau du dos en faisant glisser vos mains, bien à plat, de la colonne vertébrale vers les hanches. Procédez ainsi pendant 30 secondes.

- Frottez de plus en plus fort, progressivement, avec vos mains toujours à plat, pendant 30 secondes supplémentaires.

L'autopétrissage des lombaires

Objectif

Cette technique va détendre les muscles et faire disparaître les nœuds qui s'y trouvent et qui restreignent les mouvements du dos.

En pratique

Placez-vous en position debout.

- Posez vos mains bien à plat sur le bas du dos, de façon que l'extrémité des doigts de la main droite touche l'extrémité des doigts de la main gauche.
- Étirez les muscles de votre dos vers l'avant à l'aide de la pulpe des doigts en crochet, dans un mouvement qui va de la colonne vertébrale vers les hanches. Vos doigts appuient énergiquement pour détendre les muscles lombaires en profondeur.
- Faites cet autopétrissage pendant au moins 1 minute, en soufflant bien pendant l'exercice.

Vous pouvez aussi utiliser un instrument, par exemple un rouleau à pâtisserie, des boules en bois de massage…

Les exercices d'étirement des lombaires

Exercice n° 1
Effectuer aisément la bascule du bassin[1]

Allongez-vous sur le dos, genoux repliés.

- Glissez vos mains dans le creux des lombaires.
- Poussez ensuite le bassin vers le sol, comme si vous vouliez écraser vos mains avec le dos.
- Restez pendant 5 ou 6 secondes dans cette position, puis revenez en position initiale.
- Poussez ensuite votre bassin en avant comme pour augmenter le creux des lombaires, les bras en croix. Restez dans cette position pendant 5 ou 6 secondes.
- Refaites cinq fois de suite le mouvement de bascule du bassin en arrière et en avant, puis revenez en position initiale.

Cet exercice étire les muscles du dos, assouplit les articulations et vous fait prendre conscience de la bascule du bassin. Si vous pratiquez régulièrement ces mouvements, vous les intégrerez de manière inconsciente, et c'est ainsi que vous apprendrez à protéger votre dos.

---

1. Gilles Mondoloni, *Se soigner par l'ostéopathie*, © Odile Jacob, 2006.

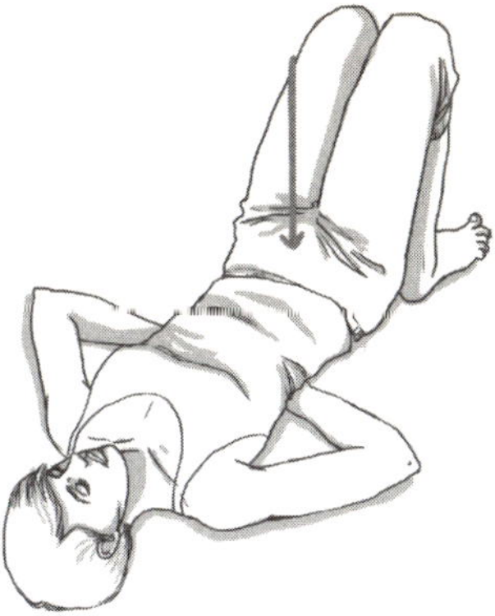

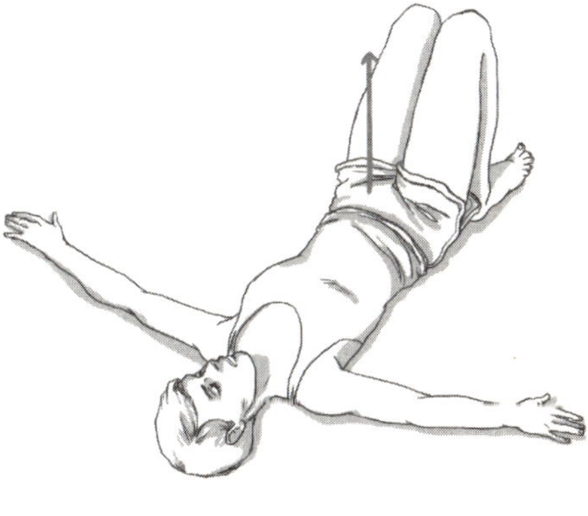

Exercice n° 2
Se mettre en position fœtale (genoux contre le torse)[1]

Allongez-vous sur le dos, genoux repliés.

- Ramenez le plus possible les genoux contre le torse.

1. Gilles Mondoloni, *Se soigner par l'ostéopathie*, © Odile Jacob, 2006.

- Restez dans cette position de 30 secondes à 1 minute, en expirant profondément pendant l'exercice.
- Revenez ensuite à la position initiale, en dépliant très lentement les genoux.
- Répétez l'exercice cinq fois.

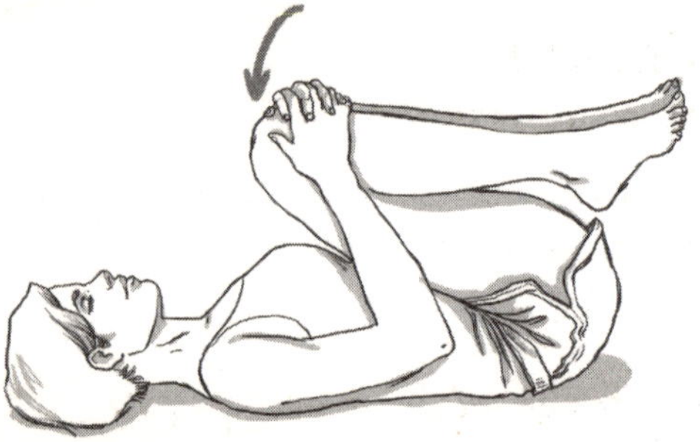

Exercice n° 3
Faire une rotation du bas du dos[1]

Allongez-vous sur le dos, genoux repliés, bras en croix.

- Serrez les genoux l'un contre l'autre.
- Inclinez les deux genoux d'un côté et tournez la tête du côté opposé.
- Restez dans cette position pendant 30 secondes Respirez normalement pendant l'étirement.
- Faites le mouvement de l'autre côté, puis revenez en position initiale.
- Répétez l'exercice cinq fois.

Vous chercherez à gagner chaque fois un peu plus de souplesse, sans jamais forcer.

---

1. Gilles Mondoloni, *Se soigner par l'ostéopathie*, © Odile Jacob, 2006.

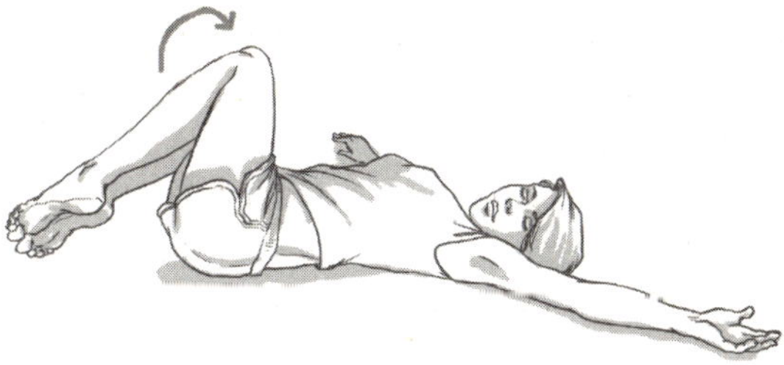

Exercice n° 4
Étirer le dos sur les côtés[1]

Asseyez-vous sur une chaise, pieds bien à plat sur le sol.

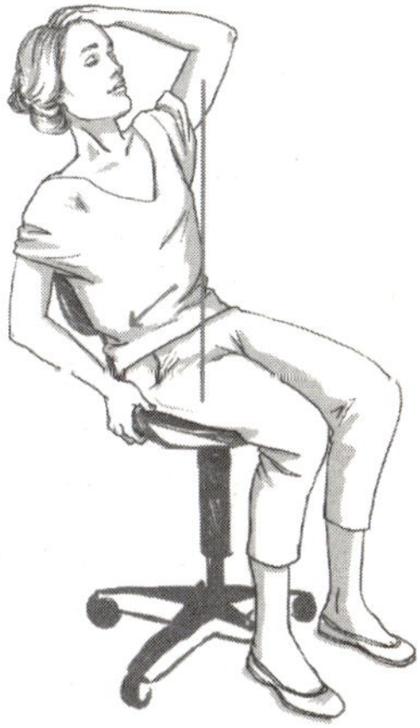

- Placez une main sur la tête et l'autre en appui sur l'assise du siège pour rester stable.
- Inclinez latéralement le tronc, très lentement et sans réaliser de torsion.
- Restez dans cette position 15 à 20 secondes, en cherchant à gagner quelques centimètres. Prenez le temps de bien ressentir l'étirement de vos muscles de chaque côté du dos. Respirez profondément pendant l'étirement.
- Répétez l'exercice cinq fois de chaque côté.

1. Gilles Mondoloni, *Se soigner par l'ostéopathie*, © Odile Jacob, 2006.

Exercice n° 5
Étirer les muscles derrière les cuisses[1]

Allongez-vous sur le dos.

- Placez une jambe tendue contre un mur ou le cadre d'une porte. Au début, ne mettez pas la jambe trop à la verticale pour ne pas tirer sur le bas du dos et les muscles situés derrière la cuisse.
- Maintenez la position pendant environ 30 secondes. Respirez profondément pendant l'effort, puis relâchez très progressivement la position en fléchissant doucement la cuisse vers vous.
- Changez de jambe et procédez de même.
- Revenez à la position de départ.

Votre souplesse s'améliorant au fur et à mesure, vous mettrez la jambe tendue le plus possible à la verticale.

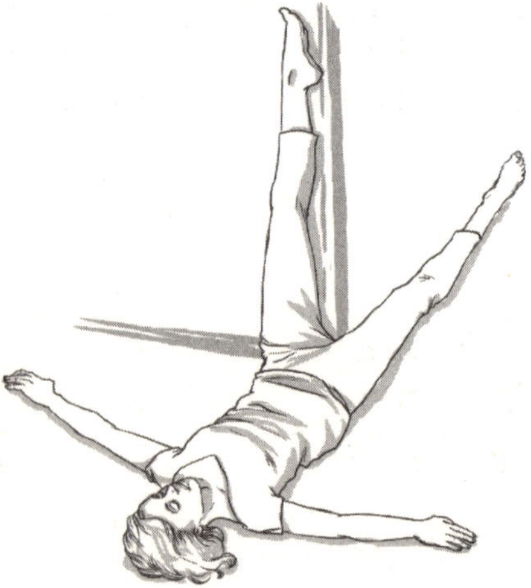

1. Gilles Mondoloni, *Se soigner par l'ostéopathie*, © Odile Jacob, 2006.

Le renforcement musculaire des abdominaux

Exercice n° 1
Tonifier les muscles abdominaux sur le devant du ventre[1]

Allongez-vous sur le dos, genoux repliés et pieds à plat sur le sol.

- Croisez les bras sur la poitrine et maintenez le menton le plus près possible des bras.
- Décollez les épaules du sol et relevez partiellement le buste de 5 centimètres environ. Maintenez la position 10 secondes, puis reposez doucement le dos sur le sol, vertèbre après vertèbre.
- Répétez l'exercice cinq fois.

Éviter de faire des à-coups avec la tête : elle ne doit pas bouger, seul le buste se rapproche des genoux.

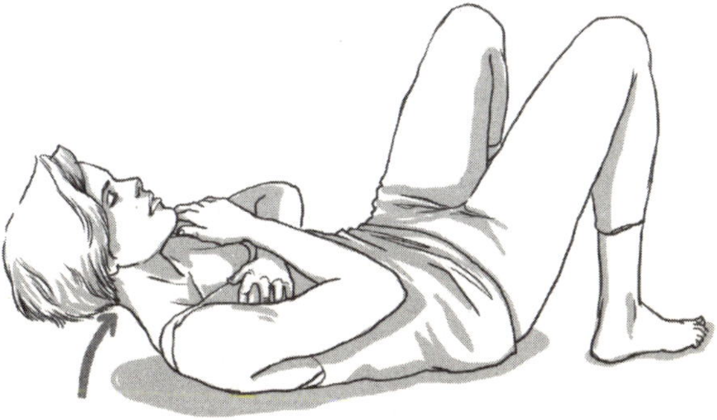

1. Gilles Mondoloni, *Se soigner par l'ostéopathie*, © Odile Jacob, 2006.

Exercice n° 2
Tonifier les muscles abdominaux sur les côtés du ventre

Allongez-vous sur le dos, genoux repliés et pieds à plat sur le sol.

- Tendez vos bras à quelques centimètres du sol et maintenez la tête dans l'axe du corps.
- Décollez les épaules du sol, relevez partiellement le buste de 5 centimètres environ, et touchez votre talon droit avec la main droite, puis votre talon gauche avec la main gauche.
- Faites 30 bascules alternativement sur le côté droit et sur le côté gauche, à un rythme lent.
- Reposez doucement le dos au sol pendant environ 30 secondes.
- Répétez l'exercice cinq fois.

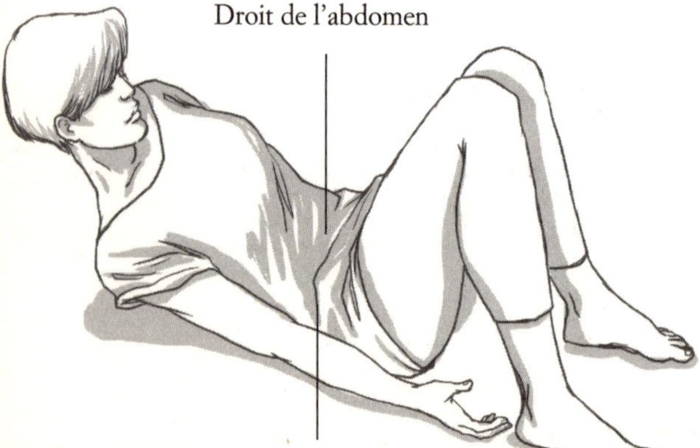

Le renforcement musculaire des muscles du bas du dos

Exercice n° 1
Tonifier les muscles du milieu et du bas du dos[1]

Mettez-vous à quatre pattes.

- Étendez une jambe en arrière, à l'horizontale, en regardant devant vous.
- Maintenez la position pendant environ 10 secondes, en gardant le dos bien droit, sans cambrure.
- Changez de jambe et procédez à l'identique.
- Répétez l'exercice cinq fois de chaque côté.

Ne vous crispez pas et soufflez bien pendant l'exercice.

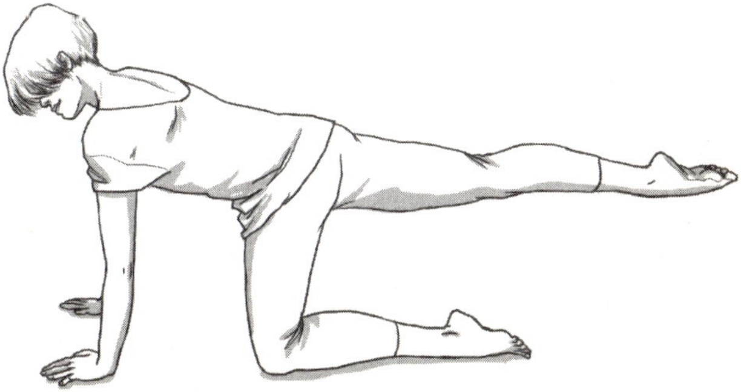

1. Gilles Mondoloni, *Se soigner par l'ostéopathie*, © Odile Jacob, 2006.

Exercice n° 2
Tonifier les muscles du cou et du milieu du dos[1]

Mettez-vous à quatre pattes.

- Étendez un bras à l'horizontale, le regard dirigé en avant.
- Maintenez la position pendant environ 10 secondes en gardant le dos bien droit.
- Recommencez en changeant de bras.
- Répétez l'exercice cinq fois de chaque côté.

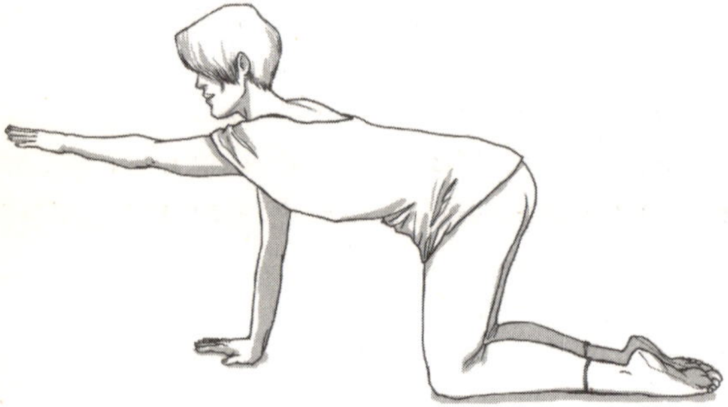

Mon renforcement musculaire complet (abdominaux et muscles du dos)

Objectif

Ces mouvements tonifient l'ensemble des muscles abdominaux, du cou, du dos et des lombaires.

---

1. Gilles Mondoloni, *Se soigner par l'ostéopathie*, © Odile Jacob, 2006.

En pratique

Mettez-vous à quatre pattes, les deux avant-bras sur le sol, les jambes tendues l'une contre l'autre.

- Faites la planche : le cou, le dos, le bas du dos et les jambes sont alignés sur le même axe. Attention, l'ensemble de votre corps forme un seul bloc, il ne doit pas y avoir de cassure dans la nuque et dans le bas du dos.
- Respirez calmement.
- Maintenez la position pendant 30 secondes.
- Faites l'exercice une fois.

Pratiquez en fonction de vos possibilités. Commencez par une durée de 30 secondes puis, au fur et à mesure des séances, augmentez la durée de l'exercice jusqu'à 1 minute.

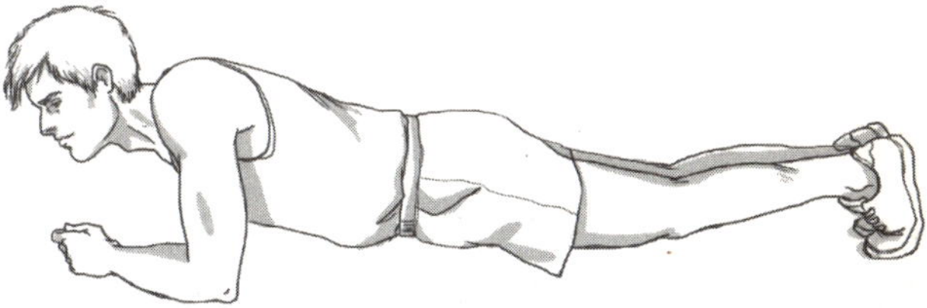

L'implication : élément-clé de votre réussite

Impliquez-vous dans les exercices d'étirement et de renforcement des muscles du dos. C'est la condition *sine qua non* à une préservation de votre dos.

Soyez assidu et régulier de manière à automatiser tous ces mouvements et à finir par les faire sans réfléchir. Commencez par une fréquence journalière, puis tous les deux jours. Vous en ressentirez les bienfaits dès la fin de la première semaine. Une fois les muscles et les articulations plus souples et moins douloureux, prévoyez une séance d'entretien une ou deux fois par semaine. Votre dos ainsi entretenu, les douleurs seront de moins en moins présentes.

41. Mon automassage des pieds (réflexologie plantaire)

La plante des pieds est composée de petites zones réflexes, et chacune d'entre elles reflète une partie du corps. Grâce à un massage approprié de ces zones, la réflexologie plantaire permet de soulager certaines autres zones corporelles à distance, et notamment le dos.

Les points à connaître

Le pied droit correspond à la partie droite du corps, le pied gauche à la partie gauche du corps. La colonne vertébrale se projette le long de l'arche interne du pied. La colonne cervicale est représentée sur la face interne du gros orteil, la colonne dorsale sur la face interne du premier métatarsien, la colonne lombaire sur la moitié de la face interne du pied jusqu'au début du talon, et enfin le sacrum et le coccyx sur la partie interne du pied et le talon.

Comment masser ?

Technique à employer : massez avec la pulpe du pouce tout en effectuant un mouvement de reptation vers l'avant.
Assurez-vous d'avoir une bonne position : installez-vous à même le sol ou asseyez-vous sur une chaise. Le dos doit être bien calé et droit. Ramenez le pied à masser sur la cuisse opposée. La main opposée tient les orteils.

Pour commencer

La séance débute par un massage général et complet des pieds, sans utiliser d'huile de massage, en effectuant juste une légère pression des doigts. Insistez particulièrement sur la plante et sur la partie interne du pied, que vous masserez dans un mouvement d'avant en arrière et d'arrière en avant à plusieurs reprises.

Le massage des zones réflexes

Commencez le massage à proprement parler. Faites le mouvement reptatoire du pouce sur la zone du pied correspondant à votre douleur dorsale, au niveau des deux pieds.

Si vous avez une douleur forte sur la partie interne du talon du pied gauche, cela signifie que vous avez probablement une souffrance de la partie gauche de votre bassin. Passez plusieurs fois sur la zone concernée et autour, en débordant de quelques centimètres. Insistez un peu plus si vous ressentez une douleur. Au fur et à mesure des séances, la douleur sera moins forte, témoin de l'amélioration de votre mal de dos.
Il est conseillé de faire une séance de quelques minutes tous les jours. Espacez par la suite les séances à un massage deux fois par semaine, puis une seule fois.
L'effet antalgique est souvent rapide et peut se manifester quelques minutes seulement après l'automassage des pieds.

Face médiane

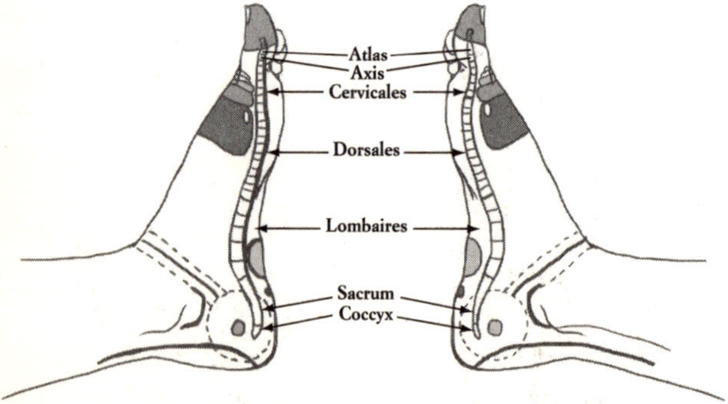

42. Mon automassage des mains (réflexologie palmaire)

La réflexologie des mains se concentre sur les mains et ses points réflexes. Ces derniers seront stimulés par de légères pressions et de petits massages, suivant des mouvements rotatifs ou linéaires. La méthode de massage des mains est pratiquement similaire à la digitopuncture (voir pp. 225-231), mais les points réflexes ne sont pas situés aux mêmes endroits.

Moins populaire que la réflexologie plantaire, la réflexologie palmaire lui est en fait complémentaire, mais peut être aussi pratiquée seule. Elle s'adresse autant aux enfants qu'aux adultes, même âgés. Elle est très simple à effectuer et ne nécessite aucune installation particulière.

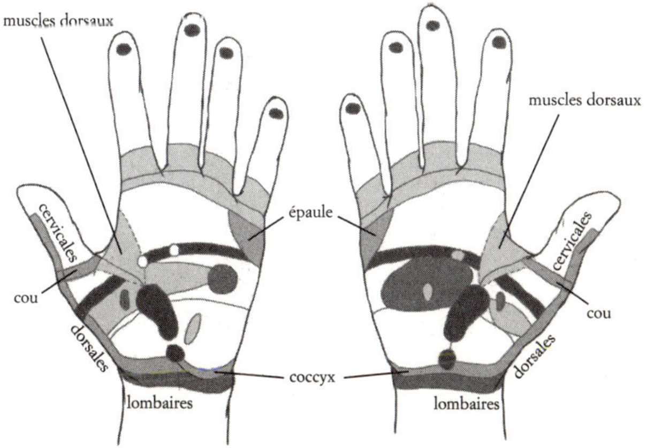

Les points à connaître

Que vous soyez chez vous, au bureau ou dans les transports publics, vous pouvez effectuer un automassage des mains, en toute discrétion. Si vous êtes pudique, ce traitement sur un point de réflexologie des mains est fait pour vous ! Vous n'avez pas besoin de vous déshabiller pour vous masser.

Les zones impliquées dans la réflexologie des mains couvrent la paume, les doigts, ainsi que le dos de la main. Les récepteurs nerveux du pied, comme de la main, sont reliés au cerveau. Leur stimulation par réflexologie influence donc la perception directe des sensations telles que la gêne, la douleur, mais aussi les émotions. Grâce à l'incroyable innervation des mains, vous pouvez remédier à des troubles très variés : diminuer la douleur dans le dos et dans les articulations, diminuer le stress et l'anxiété, apaiser l'organisme, améliorer le sommeil… Ne vous en privez pas.

La main droite correspond à la partie droite du corps, la main gauche à la partie gauche du corps. La colonne vertébrale se projette schématiquement sur la face palmaire du pouce et du poignet. La colonne cervicale est représentée sur la face externe du pouce, la colonne dorsale sur la partie charnue du pouce (éminence thénar), la colonne lombaire sur la face palmaire du poignet, et enfin le sacrum et le coccyx sur la partie très interne de la face palmaire du poignet.

Comment masser ?

La technique à employer est le plus souvent la reptation du pouce, c'est-à-dire un mouvement linéaire vers l'avant réalisé avec la pulpe du pouce.

Le massage des zones réflexes

Massez pendant au moins 1 minute la zone qui correspond à votre douleur, deux ou trois fois par jour pendant trois ou quatre jours pour une douleur récente, et pendant au moins une semaine pour une douleur chronique.

43. Mon automassage des points trigger

Que sont les points trigger ?

Les points trigger (ou points gâchette, ou *trigger points*) sont des points musculaires durs et douloureux à la palpation, semblables à des nodules. L'existence des points trigger a été démontrée pour la première fois de manière scientifique par le Dr Janet Travell, qui fut nommée en 1960 médecin personnel et officiel de John Fitzgerald Kennedy. Le nodule musculaire a pour caractéristique d'être pauvre en oxygène et d'accumuler des déchets métaboliques. Il a la grosseur d'un petit pois ou un pois chiche, et est très dur. Quand on le palpe, il déclenche toujours une douleur à distance ou une sensation de grosse piqûre avec courant électrique.

Les points à connaître

Environ 70 % des points trigger se situent sur les méridiens d'acupuncture chinois, les fameux points que l'acupuncteur stimule avec des aiguilles. Un point trigger apparaît souvent à la suite d'un accident, d'une chute, d'une blessure sportive, d'un mouvement répétitif, d'une opération chirurgicale, d'une mauvaise posture ou d'un stress psychologique. Le point trigger engendre un déséquilibre musculaire pouvant être à l'origine de nombreuses douleurs et gênes au quotidien. Parmi elles, on trouve les douleurs cervicales, les céphalées, les lombalgies, les sciatiques…

L'automassage des points trigger

Pour faire disparaître les points trigger, deux méthodes existent.

• **La première méthode,** la plus accessible, est **l'automassage du corps grâce au bâton ou rouleau de massage,** ou à une balle de tennis. C'est une méthode sans risque et naturelle, dont l'avantage est de permettre un accès facile à toutes les zones du dos, ce qui n'est pas toujours évident lorsqu'on est seul. Massez-vous ainsi pendant environ 50 à 60 secondes. Les points douloureux vont alors se relâcher progressivement et la douleur va rapidement diminuer.

• **La deuxième méthode consiste à utiliser son pouce.** Une fois les points trigger repérés, vous effectuerez un automassage par pressions manuelles fermes et localisées (mais pas trop fortes) avec votre pouce, pendant 5 à 7 secondes, puis vous relâcherez de 50 % votre pression pendant 5 secondes, puis recommencerez en appuyant fermement, et ainsi de suite pendant 50 à 60 secondes (ce qui fait six compressions). Le point trigger se relâchera alors progressivement.

Gardez cependant en tête que vous ne pourrez pas toujours désactiver un point trigger en une séance d'automassage. Il faudra souvent réitérer l'opération plusieurs fois par jour pendant plusieurs jours, l'important étant la fréquence plus que l'intensité de l'automassage. Vous cesserez de masser le point lorsque la douleur aura disparu. Restez patient et progressif dans votre approche. Cette démarche donne d'excellents résultats.

44. Je pratique sur mon corps la digitopuncture ou l'acupression

Les points qui soulagent les douleurs

La digitopuncture consiste à stimuler les mêmes points que l'acupuncture en vue de la guérison ou de la diminution de la douleur. Cette méthode d'origine chinoise est très intéressante, car elle permet, comme la réflexologie palmaire et plantaire, d'agir sur les points d'acupuncture même lorsqu'on n'a pas d'aiguilles. De plus, elle est très simple et ne présente aucun effet secondaire. La digitopuncture vous évitera souvent la prise d'antalgiques, ou du moins vous permettra de diminuer les doses.

En pratique…

Installez-vous confortablement et réchauffez vos mains l'une contre l'autre. Utilisez le bout de l'index, celui du pouce ou celui du majeur pour masser dans le sens des aiguilles d'une montre. La pression du doigt doit être douce et devenir plus ferme au fur et à mesure de la séance.
La durée du massage sur chaque point sera d'environ 5 minutes. Au début, les massages pourront être un peu épuisants pour votre bras ou vos doigts ; dans ce cas, prenez quelques instants de pause ou changez de doigt.
Pour une douleur récente du dos, massez deux ou trois fois par jour pendant trois ou quatre jours. Pour une douleur chronique, les massages se feront pendant au moins une semaine.
Mon conseil : n'effectuez pas de massage après les repas.

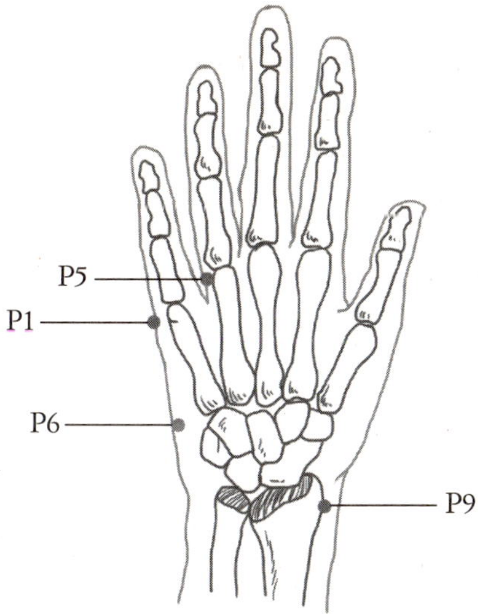
P5
P1
P6
P9

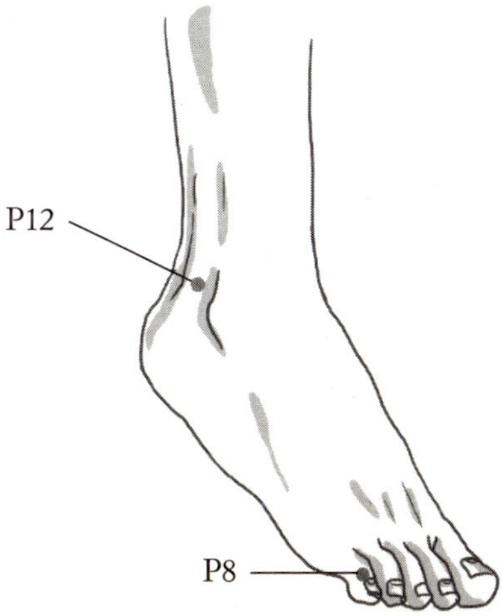
P12
P8

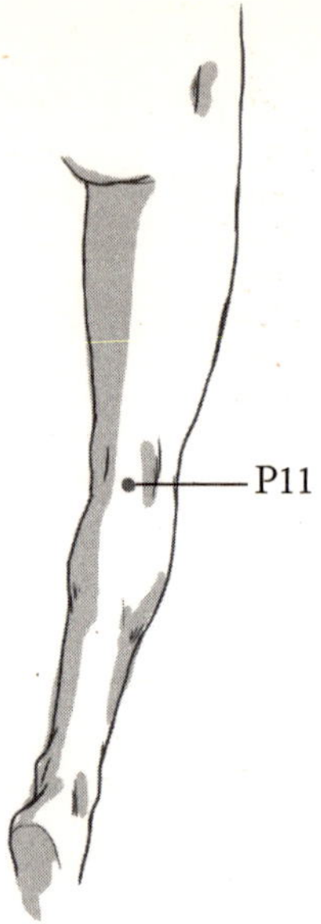
P11

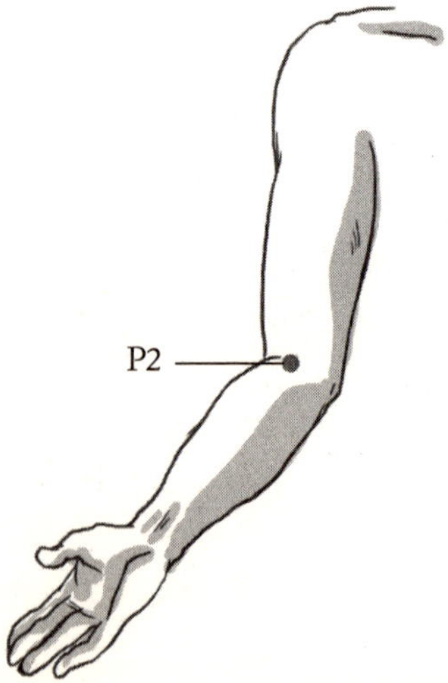
P2

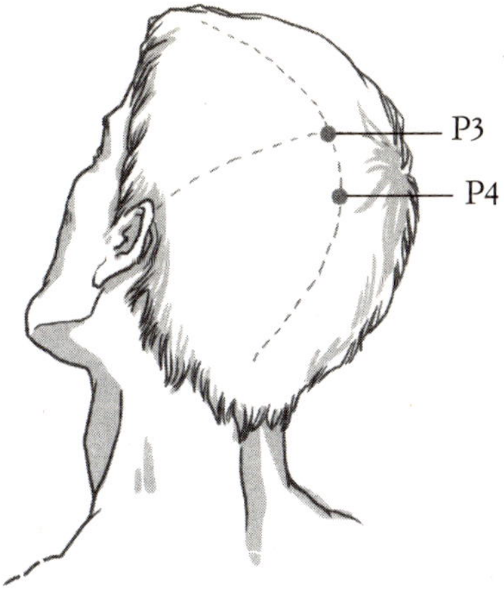
P3
P4

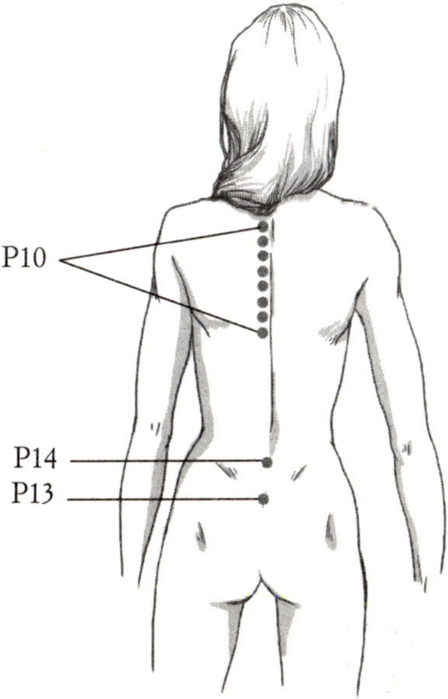
P10
P14
P13

Pour les douleurs cervicales, les points à masser sont :

• Sur le côté externe du petit doigt, un peu au-dessus de l'articulation (p. 227, point P1).
• Dans le pli du coude, légèrement à l'extérieur (p. 228, point P2).
• Au sommet du crâne, sur une ligne joignant les oreilles (p. 229, point P3).
• En arrière du point précédent, dans une petite dépression (p. 229, point P4).
• Entre l'annulaire et l'auriculaire, sur le bord externe de l'auriculaire, juste sous l'articulation phalange-métacarpe (p. 227, point P5).
• En pliant le poing, sur le bord externe de la main à l'endroit où se forme un pli (p. 227, point P6).

Pour les douleurs dorsales, les points à masser sont :

• Sur le dos de la main, juste dans l'angle séparant l'annulaire et l'auriculaire (p. 227, point P1).
• Sur le petit orteil, dans le coin externe de l'ongle (p. 227, point P8).
• Contre le bord externe du radius, dans une petite dépression située trois doigts au-dessus du pli du poignet (p. 227, point P9).
• Les points para-vertébraux de la première dorsale à la huitième (D1 à D8), à peu près sur toute la hauteur des omoplates (p. 229, points P10).
• Sur le crâne (p. 229, point P4).

Pour les douleurs lombaires, les points à masser sont :

- Au milieu du pli du genou (p. 228, point P11).
- Sur le crâne et le pied (pp. 227 et 228, points P4 et P8).
- En arrière de la malléole externe : juste avant le tendon d'Achille (p. 227, point P12).
- Sur le bord externe du premier trou sacré (p. 229, point P13).
- Sur une ligne réunissant les crêtes iliaques, de part et d'autre de la 4e vertèbre lombaire (p. 229, point P14).

45. Sans oublier une activité physique régulière

Bien choisi et adapté à votre condition physique, le sport vous permet d'entretenir une bonne souplesse et la musculature de votre dos ; pratiqué intensément en revanche, il peut créer des problèmes ! Ainsi, les cervicalgies du sportif font souvent suite à des traumatismes du cou lors d'une chute ou d'un choc sur la tête ou le cou, ou lors de mouvements de gymnastique avec grandes rotations du cou.

Quel sport est fait pour vous ?

Lombalgies et lumbagos s'observent fréquemment chez les sportifs de niveau moyen qui effectuent mal un geste répétitif : il s'ensuit des fissures dans le disque, une dégénérescence du cartilage entre les vertèbres et des contractures musculaires.

La gymnastique, la planche à voile, le jogging, le tennis, le golf, le judo et le ski nautique sont des sports à risque si vous souffrez de lumbago : une ceinture lombaire souple peut être utile. Pensez-y !

Les sciatiques apparaissent fréquemment en pratiquant des sports comportant des chutes (moto, parachutisme, équitation) ou des mouvements d'extension avec compression de la colonne vertébrale (gymnastique, danse sportive, haltérophilie, judo).

Les sports à risque pour le dos

- **Le rugby :** à cause des risques de lésions vertébrales graves lors des mêlées et des plaquages. Pour les prévenir, il faut une bonne préparation gestuelle et musculaire, et surtout avoir un cou très musclé.
- **L'haltérophilie :** surtout en cas de mauvaises postures et de surmenage (risque de tassement de disque et arthrose). À déconseiller même aux adolescents !
- **Le parachutisme :** en raison des réceptions parfois brutales sur les pieds ou le bassin.
- **La planche à voile :** la région lombaire est très utilisée et exposée, notamment chez les débutants

(risque de lombalgie et de lumbago), lors du lever du gréement hors de l'eau et pour équilibrer la poussée du vent. Pensez à porter un harnais pour relâcher votre dos !

• **Le ski alpin :** c'est un sport pratiqué intensément sur une très courte période qui nécessite une bonne préparation musculaire (souvent négligée) des cuisses et du bassin. Les traumatismes et les tassements de disques sont fréquents, sans oublier les collisions.

• **Le moto-cross :** en raison des chutes et des vibrations atteignant le dos.

• **La gymnastique sportive :** surtout si elle est commencée très jeune (vers 5-6 ans) et pratiquée de façon intense, et que le dos de l'enfant n'est pas droit : il y a alors un risque de lyse isthmique (fracture de fatigue de la dernière vertèbre lombaire).

• **Le trampoline :** en raison des tassements discaux et des mouvements d'hyperextension du bas du dos.

• **La danse classique :** si elle est débutée intensément vers la trentaine au moment où la personne est moins souple, attention aux disques entre les vertèbres !

Les sports à risque modéré pour le dos

• **Le tennis :** un sport pas forcément recommandé en raison des mouvements de rotation et d'extension de la colonne au niveau des vertèbres cervicales et lombaires (tensions sur les articulations et les disques), surtout lors des services, des smashs et des freinages brutaux. Privilégiez les cours en terre battue.

• **L'équitation :** elle n'est pas conseillée pour un lombalgique débutant ou mal entraîné (lésions discales). En revanche, pour un sportif entraîné, l'équitation développe une excellente musculature du dos et une bonne posture. Mais attention aux chutes de cheval : les articulations et les disques apprécieront peu ! Le jumping reste déconseillé dans tous les cas.

• **Le jogging :** les microvibrations sur un sol dur fragilisent les articulations intervertébrales et les disques. En cas d'obésité, le jogging est déconseillé en raison d'un surmenage important des articulations et des disques. Un surpoids de 10 kilos, c'est 40 kilos de trop reportés sur les articulations à chaque foulée. Il y a donc un risque d'arthrose précoce.

• **Le judo :** il est plutôt déconseillé en raison des nombreuses chutes (même si elles sont souvent peu traumatisantes, le tatami amortissant les impacts), avec un risque possible de lésion des articulations, des disques et des muscles.

• **Le football :** moins rude que le rugby, ce sport n'est cependant pas inoffensif pour le dos. On peut en effet souffrir de cervicalgies lors des jeux de tête et de lombalgies lors des tacles (le dos est alors en hyperextension et en rotation).

• **Le golf :** un sport peu recommandé pour les débutants en raison des cervicalgies, des dorsalgies et des lombalgies lors des swings mal exécutés. En revanche, le golf est bénéfique pour le dos si la technique est bien maîtrisée. Le port d'une ceinture de soutien lombaire sera utile en cas de douleurs.

• **Le basket-ball :** c'est un sport « d'extension », conseillé aux personnes atteintes d'une petite scoliose ou d'une cyphose. Attention toutefois aux chocs !

• **Le handball :** il n'est pas préconisé en raison des microchocs répétés par les blocages, les contre-pieds et les réceptions sur un sol souvent dur.

Les sports bénéfiques pour le dos

• **La natation :** elle est idéale pour le traitement des scolioses, des cyphoses et des douleurs vertébrales. Privilégiez le crawl, et surtout le dos crawlé. En revanche, la brasse, qui cambre trop le cou, est déconseillée. Évitez les plongeons répétés qui écrasent les disques intervertébraux.

• **Le cyclisme de loisir :** la pratique du vélo de randonnée, sur pneus larges avec un bon réglage du guidon et de la selle (en position assise, seule la pointe des pieds touche terre), assure une bonne tenue redressée du dos. On peut faire du vélo à tous les âges ! Évitez seulement le vélo de route, car la position hyperfléchie des lombaires et hypercambrée du cou peut s'avérer douloureuse.

• **L'aviron :** ce sport permet d'assouplir les articulations de la colonne vertébrale et de renforcer les muscles du dos et les abdominaux. Veillez à bien coordonner le maniement des rames.

- **Le volley-ball :** il fait travailler le dos en extension sans risque de contact. Ce sport est recommandé en cas de scoliose ou d'hypercyphose, mais déconseillé en cas de tassements discaux à cause des mouvements de flexion-extension et de rotation du dos.
- **Le ski de fond :** moins traumatisant que le ski de piste, il est conseillé à tous !
- **Le yoga :** il est très bénéfique, à condition d'avoir une colonne vertébrale saine et d'éviter les positions d'appui sur la tête et le cou. Choisissez votre cours de yoga sous la surveillance d'un professeur compétent. Les mouvements ou postures de yoga ne doivent jamais provoquer de douleurs. Les cours de gymnastique Pilates, dont les mouvements sont proches du yoga et adaptés aux personnes à mobilité réduite, notamment aux seniors, seront aussi très bénéfiques.
- **La marche :** c'est la plus calme des activités physiques. Munissez-vous de bonnes chaussures à semelle suffisamment épaisse. L'usage d'un bâton de marche peut être utile.
- **La gymnastique d'entretien :** exécutée lentement, à votre rythme, elle vous permet de prendre conscience de votre corps, de renforcer vos articulations, de détendre et de tonifier vos muscles, d'assouplir votre colonne vertébrale et de décompenser les disques intervertébraux. Choisissez bien votre gymnastique et un enseignant compétent pour prendre de bonnes postures.

Le sport chez la personne âgée

Au moment de la retraite, le fait de continuer à pratiquer une activité physique ou sportive permet de mieux vieillir, à condition de connaître ses limites, et en particulier de modérer ses efforts. Entraînez-vous idéalement 1 à 2 heures par semaine. Évitez les sports nécessitant des efforts brusques et violents au profit des sports d'endurance. Privilégiez la natation, la bicyclette, la marche, la gymnastique douce (Pilates, yoga), qui entretiennent les articulations et la musculature. Faire du sport sera aussi très bon pour prévenir l'ostéoporose !

CHAPITRE VI

Les solutions naturelles pour vaincre le mal de dos

Vous l'avez compris, la compréhension de vos maux de dos vous permet de reprendre les rênes de votre vie, de mieux comprendre votre corps et votre esprit, et d'arrêter enfin de subir (vos douleurs, vos traitements...). Il vous faut vous impliquer dans votre guérison et surtout être patient et persévérant. Ce travail de réappropriation de votre être vous libérera de nombreux problèmes de dos. Il faudra commencer à identifier les émotions négatives ou « toxiques » qui créent en vous des tensions et génèrent une grande partie de vos problèmes. Vous vous efforcerez de les effacer de votre cerveau afin de libérer votre dos des tensions inutiles. Vous allez ainsi devenir votre propre thérapeute en apprenant à méditer, à mieux manger et à utiliser les vertus magiques des plantes, des huiles essentielles, des oligoéléments et de l'homéopathie. Ainsi chouchoutés, votre corps et votre esprit retrouveront un équilibre salutaire à l'amélioration de vos maux de dos.

46. Le rôle néfaste des émotions négatives

Nous savons tous que le corps et l'esprit sont en étroite relation l'un avec l'autre. Ainsi, quand votre moral est en berne, votre corps physique, et en particulier votre dos, risque de souffrir. En prenant conscience des émotions qui sont parfois à l'origine de vos maux de dos, vous pourrez apporter les changements nécessaires dans votre vie, éviter les récidives et diminuer l'aggravation de vos problèmes physiques.

Comment identifier vos émotions négatives ?

Vous allez découvrir qu'en fonction de la localisation de la douleur dans votre dos, l'émotion responsable n'est pas la même.

Les émotions négatives liées aux douleurs lombaires

Vous avez l'impression que votre vie est en danger, qu'on va vous laisser tomber, que vous avez trop de responsabilités. Vous avez la sensation d'être bloqué ou au pied du mur. Pour résumer, « vous en avez plein le dos » ! Cependant, vous n'arrivez pas à exprimer ces émotions refoulées. Le bas de votre dos (vos lombaires) va alors vous faire souffrir.

Pour sortir de ce cercle vicieux, je vous propose de répéter certaines affirmations positives, un peu comme des mantras, afin de tenter de libérer votre cerveau des émotions négatives et des croyances nuisibles qui en découlent.

Le but est de répéter de nombreuses fois des affirmations positives tout en étant bien concentré. Ainsi, votre cerveau reçoit de nombreuses informations positives qui vont faire écho à la problématique que vous vivez, par exemple : « Je manque de confiance en moi », « Je n'y arriverai pas », « Je ne m'en sortirai pas financièrement », « Je suis en colère face à telle personne », « Je suis trop rigide dans mes opinions »…

Plutôt que de rester dans une énergie négative de souffrance, vous allez développer progressivement une attitude positive bénéfique à votre corps et à votre esprit : votre confiance s'améliore, vous devenez plus souple, plus patient et plus philosophe face aux événements, votre colère s'apaise, vous prenez de la hauteur. C'est ainsi que se met en marche un important processus de guérison mentale qui aura un impact sur votre mal de dos. Ce sera également un excellent exercice pour prévenir sa réapparition. Il faudra être assidu dans ces exercices de pensées positives, car certaines croyances sont probablement présentes en vous depuis longtemps. Il faudra être persévérant pour déprogrammer progressivement les émotions négatives qui y sont liées. Comme toujours, c'est la régularité dans la pratique qui donnera les meilleurs résultats.

Pour ce faire, installez-vous dans une pièce calme, dans un fauteuil confortable, et posez les mains à plat sur la zone de votre estomac. Respirez calmement. Répétez (à haute voix dans l'idéal, sinon en silence) vingt à trente fois de suite les autosuggestions suivantes tous les jours pendant sept jours, puis faites de même une fois par semaine jusqu'à la disparition (ou l'atténuation) des émotions négatives.

> Je me pardonne de mal réagir vis-à-vis de moi-même. J'ai confiance en la vie et en mes capacités. Je me sens libéré. Je m'aime.

Les émotions négatives liées aux douleurs de sciatique

Vous ressentez une insécurité matérielle (travail, argent, biens) et affective, vous vous dites souvent « J'ai peur de manquer », « Je n'y arriverais jamais », « J'ai tendance à en prendre trop sur mes épaules, à me charger des problèmes des autres et à vouloir les sauver », alors même que vous aimez vous sentir en sécurité, avec vos habitudes et votre routine. Votre nerf sciatique va donc exprimer la contradiction qui vous habite et que vous n'arrivez pas à résoudre.
Ici aussi, je vous propose de répéter certaines affirmations positives, afin de tenter de libérer votre cerveau des émotions négatives et des croyances nuisibles qui en découlent.

Je me pardonne de mal réagir vis-à-vis de moi-même. J'ai confiance en la vie et en mes capacités. Je me libère de la peur de manquer. Je m'aime.

Les émotions négatives liées aux douleurs dorsales

Vous ressentez un certain orgueil, un goût du pouvoir et vous refusez souvent de céder (« Je cache des choses derrière mon dos »), vous avez une attitude rigide face aux situations de la vie. Votre dos se raidit et ce sont vos dorsales qui vous font souffrir. Là encore, je vous propose de répéter certaines affirmations positives, afin de tenter de guérir votre cerveau des émotions négatives et des croyances nuisibles qui en découlent.

Je me pardonne de mal réagir vis-à-vis de moi-même. J'accepte de me libérer du fardeau que je porte. J'ai confiance en la vie. Je m'aime.

Les émotions négatives liées aux douleurs des cervicales

Vous réfléchissez à beaucoup de projets mais vous n'arrivez pas à les concrétiser parce que vous n'avez pas, par exemple, les moyens de les mener à bien, ou alors parce qu'on vous empêche de les réaliser. Vous souhaitez dire non à ces freins et à ces obstacles, mais vous ne pouvez ou ne voulez pas formuler votre refus ouvertement. Vous subissez parfois des situations qui vous paraissent injustes, vous avez tel idéal depuis longtemps mais votre vie ne se déroule pas comme vous le souhaitez, vous avez l'impression que l'on ne vous donne pas les moyens de vous réaliser, vous ne recevez jamais l'aide que vous sollicitez, vous ne pouvez pas vous exprimer sur des faits qui vous perturbent (vous subissez un licenciement, un harcèlement, votre entreprise va être délocalisée…). Vous développez alors une certaine frustration qui peut entraîner des problèmes de cervicalgies.

Je vous propose de répéter certaines affirmations positives, afin de tenter de libérer votre cerveau des émotions négatives et des croyances nuisibles qui en découlent.

> Je me pardonne de mal réagir vis-à-vis de moi-même. J'accepte de ne plus être impatient et frustré dans ma vie. Je prends de la hauteur. Je me sens libéré. Je m'aime.

47. Les techniques antistress issues du yoga

Discipline holistique très ancienne, le yoga associe une vraie philosophie de vie à des mouvements de gymnastique et à des techniques de méditation pour détendre le corps et l'esprit de façon profonde et harmonieuse.

Ma séance de yoga

Le yoga peut vous aider à dénouer les tensions dans vos muscles et à apaiser votre mental. En cas de lombalgie chronique, la pratique posturale du yoga vous permet de tonifier et d'assouplir votre dos tout en vous relaxant. Elle travaille sur les mouvements et la respiration, et sur la capacité d'extension de vos muscles. Si vous êtes raide, les postures de yoga et les exercices respiratoires associés contribueront à dénouer vos tensions musculaires et nerveuses. Ils vous permettront de mieux contrôler vos émotions, de gérer la douleur et d'acquérir une bonne tenue. C'est une pratique douce accessible à tous les âges. Pratiqué régulièrement, le yoga peut soulager anxiété, stress, maux de dos, arthrose et rhumatismes… À titre préventif, cette approche est donc un très bon moyen de préserver votre dos !
Le yoga se pratique, au mieux, pieds nus, dans une tenue confortable et sur un tapis moelleux. Une séance de yoga débute en général par 10 minutes d'exercices respiratoires suivis d'un léger échauffement de 15 à 20 minutes. Les postures sont pratiquées durant 20 à 25 minutes, après quoi un temps est dévolu à la relaxation, puis la séance peut s'achever par 5 à 10 minutes de méditation. Pour éprouver pleinement tous les effets de la méditation, il faut accompagner son souffle d'une

attention maximale jusqu'au bout de l'expiration, puis faire une pause de quelques secondes avant l'inspiration suivante, et ainsi de suite.
Il vous faudra un peu de temps pour acquérir la conscience vigilante de votre respiration, la pratique doit donc être progressive : ne forcez pas et ne cherchez pas non plus à rester les poumons vides trop longtemps à la fin de l'expiration. L'aide d'un professeur est conseillée aux débutants.

Et si j'apprenais à méditer ?

Pour une séance de méditation, installez-vous dans une pièce calme. Vous pouvez créer une atmosphère apaisante en installant un tapis, en allumant une bougie ou en faisant brûler de l'encens. Choisissez des vêtements amples et confortables, et n'oubliez pas d'ôter vos chaussures. Vous pouvez également choisir un fond musical discret (sans paroles) pour vous accompagner.
Fermez les yeux, gardez votre esprit vide, en mettant vos soucis de côté. Évitez tout ce qui pourrait distraire votre regard ou alimenter vos pensées. Choisissez une durée et un moment précis (par exemple juste avant le petit déjeuner), et essayez de vous y tenir chaque jour. Soyez assidu dans votre pratique.
Pour simplifier, asseyez-vous sur une chaise sans vous adosser, le dos droit, les pieds bien à plat sur le sol. Rentrez légèrement le menton et relâchez les épaules. Positionnez vos deux mains l'une sur l'autre à plat sur la zone de l'estomac.

Commencez par faire deux respirations abdominales, lentes et profondes, qui stimuleront le système parasympathique tout en apportant l'apaisement du corps et de l'esprit. Imaginez que vous respirez au travers de votre cœur. Tout en continuant à respirer lentement et profondément (sans forcer), sentez chaque inspiration et chaque expiration traversant cette partie de votre corps. Imaginez que l'inspiration vous apporte l'oxygène dont vous avez tant besoin, et que l'expiration laisse votre corps se défaire de tous les déchets dont il n'a plus besoin. Imaginez les mouvements lents et souples de l'inspiration et de l'expiration qui laissent le cœur se « nettoyer » et s'alléger, dans ce bain d'air pur et apaisant. Pour commencer, méditez ainsi pendant environ 3 minutes, puis pendant 10 minutes, tous les jours par exemple.

Vous allez vite vous rendre compte qu'il est difficile de rester concentré sur la respiration, car des pensées et des idées traversent sans cesse votre esprit et vous empêchent de rester totalement concentré. Lorsque votre esprit s'égare ainsi, essayez simplement de vous concentrer à nouveau sur la sensation de l'air entrant et passant au travers de votre cœur. Vous ressentirez peu à peu une sensation de relaxation et de détente. Les effets se feront sentir généralement au bout de deux à trois semaines. Plus vous méditerez et plus la relaxation sera profonde, votre détente progressera ainsi que votre gestion du stress et de vos soucis existentiels. Votre moral s'améliorera enfin, et vos problèmes de dos s'atténueront.

48. La phytothérapie et l'aromathérapie pour guérir le mal de dos

La phytothérapie

La phytothérapie est une médecine qui utilise les plantes à des fins thérapeutiques. Elles sont à la base de nombreuses prescriptions médicamenteuses, et disponibles sous forme de préparations magistrales dans les pharmacies ou dans les magasins bio.
Pour les douleurs peu intenses ressenties au niveau du dos, la phytothérapie recommande généralement l'harpagophytum, la reine-des-prés ou le saule blanc, ou encore le curcuma, la prêle ou l'ortie.

L'harpagophytum

Cette plante possède des vertus anti-inflammatoires et antalgiques. Elle agit sur la mobilité et la souplesse des articulations du dos. Elle diminue aussi les douleurs musculaires. Son action se manifeste généralement après deux à trois semaines. On l'utilise en entretien pendant plusieurs semaines ou mois, afin d'éviter la récidive d'un mal de dos. L'effet est moins puissant qu'avec un médicament anti-inflammatoire, mais la toxicité digestive n'est pas la même.
Comment l'utiliser ? Laissez infuser 1 cuillerée à café de poudre de racine séchée dans une tasse

d'eau bouillante. Buvez 2 à 3 tasses par jour, de préférence en dehors des repas. Vous pouvez aussi acheter des gélules contenant de l'harpagophytum en pharmacie ou en magasin bio.
Précautions d'emploi : à éviter en cas de grossesse, de traitement anticoagulant ou d'hypertension artérielle.

La reine-des-prés et le saule blanc

Ces deux plantes contiennent des dérivés salicylés, précurseurs de l'aspirine. Elles ont donc des propriétés antidouleurs et anti-inflammatoires très intéressantes en cas de mal de dos. Ce sont d'ailleurs les anti-inflammatoires naturels les plus connus.
Comment les utiliser ? Préparez 2 cuillerées à café de reine-des-prés ou de saule blanc (plantes vendues en vrac en pharmacie, en herboristerie ou en magasin bio) dans 25 cl d'eau bouillante. Couvrez 15 minutes, puis filtrez. Buvez jusqu'à 3 tasses par jour.

Le curcuma

Cette fameuse épice a des propriétés anti-inflammatoires et antirhumatismales, et peut donc être utilisée en cas de mal de dos lié à l'arthrose. C'est l'une des plantes anti-inflammatoires les puissantes qui existent.
Comment l'utiliser ? Pour permettre sa bonne absorption, il faut toujours mélanger la poudre

de curcuma avec de l'huile et du poivre. Pour traiter, par exemple, votre arthrose du dos, prenez 3 cuillerées à café par jour de curcuma mélangé à de l'huile et à du poivre, à ajouter dans vos salades, vos préparations, vos plats…

La prêle et l'ortie, des plantes riches en silice

Elles sont très utiles à la régénération des os, du cartilage, des muscles, des disques et des articulations. Elles les rendent plus solides par une meilleure fixation du calcium. De plus, elles ont une action anti-inflammatoire et drainante des déchets accumulés dans les articulations.
Comment les utiliser ? Pour une tisane de prêle ou d'ortie, faites bouillir 25 cl d'eau, puis ajoutez 2 cuillerées à café de prêle ou d'ortie séchée. Laissez infuser 10 minutes. Buvez cette tisane plusieurs fois par jour.

L'aromathérapie

Les huiles essentielles sont des composés aromatiques de plantes à très forte concentration. Elles sont souvent utilisées dans le traitement du mal de dos. Les huiles essentielles les plus utilisées pour soigner le mal de dos et les douleurs articulaires sont la gaulthérie, la citronnelle, le romarin et le genévrier. Elles ont une action anti-inflammatoire et antalgique. Certaines huiles essentielles peuvent s'absorber par la bouche, mais il faut alors obligatoirement recourir à un aromathérapeute compétent. Je recommande plutôt un usage local des huiles essentielles, *via* par exemple un massage ou dans un bain. L'huile essentielle ne s'utilise presque jamais pure ; elle doit toujours être mélangée à une huile végétale pour en optimiser la diffusion dans la peau et pour diminuer le risque éventuel de brûlures. Parmi les huiles végétales à associer aux huiles essentielles, citons l'huile de pépin de raisin, l'huile de macadamia, l'huile d'amande douce, l'huile de germe de blé et l'huile de noyau d'abricot.

Comment préparer une huile de massage ?

Pour préparer vous-même une huile de massage : il vous suffit de verser, dans un petit flacon de verre foncé, 50 ml de l'huile végétale de votre choix et 30 gouttes d'huile essentielle de gaulthérie, ou d'huile essentielle de romarin, ou d'huile essentielle de genévrier (si vous utilisez deux huiles essentielles, mettez 15 gouttes de chaque, et si vous employez trois huiles, 10 gouttes de chaque). Ce mélange se conservera sans problème pendant au moins deux mois à l'abri de la lumière. Le massage permettra d'augmenter la pénétration des huiles essentielles.

Huile de massage antidouleur et anti-mal de dos

Ajoutez, dans 50 ml de l'huile végétale de votre choix, 10 gouttes d'huile essentielle de genévrier, 10 gouttes d'huile essentielle de romarin et 10 gouttes d'huile essentielle de gaulthérie (ou de citronnelle). Massez la zone douloureuse et l'irradiation douloureuse dans le bras ou la jambe pendant quelques minutes. Répétez le massage deux fois par jour.

49. Les remèdes en homéopathie et en oligothérapie

L'homéopathie

L'homéopathie est un traitement naturel et sans risque, qui agit tout aussi bien lors d'une crise douloureuse que sur une douleur chronique ou sur un terrain. Le traitement homéopathique agit de surcroît sur toutes les composantes du mal de dos : muscles, ligaments, articulations et disques.

• **Si vous avez subi un traumatisme de votre dos** dû à un faux mouvement, à un mouvement brutal, à une chute, si vous avez ressenti une douleur intense au niveau du dos, le traitement homéopathique de choix est Arnica montana.

Il diminue les douleurs musculaires et les courbatures dans le dos, et aide à faire disparaître les

contusions et les hématomes consécutifs au traumatisme. Plus vite il est administré, plus vite il agit. Ne tardez pas !
Comment l'utiliser ? Prenez 3 granules d'Arnica montana 5 CH quatre ou cinq fois par jour pendant cinq ou six jours.

• **Si un nerf de votre dos a subi un traumatisme nerveux,** le remède homéopathique sera Hypericum perforatum, à l'instar d'Arnica montana pour le tissu musculaire. Il diminue les douleurs vives irradiant le long du trajet d'un nerf traumatisé. Il aide le nerf à se cicatriser et à se régénérer. Il sera donc très utile pour le traitement des névralgies cervico-brachiales, des sciatiques, des douleurs crurales, intercostales…
Comment l'utiliser ? Si la lésion nerveuse est récente, prenez 3 granules d'Hypericum perforatum 5 CH quatre ou cinq fois par jour. Si la lésion nerveuse est plus ancienne, prenez 3 granules d'Hypericum perforatum 9 ou 15 CH trois fois par jour.

• **Si votre dos est raide et douloureux le matin,** surtout par temps froid et pluvieux, et si votre état s'améliore dans la journée et se calme par l'effort, prenez Rhus toxicodendron. Il a une action antalgique sur les muscles, les articulations et les disques intervertébraux. Il est utile dans les cervicalgies, les dorsalgies, les lombalgies, les sciatiques et les lumbagos. Prenez 3 granules de Rhus toxicodendron

5 CH, au lever et dans la journée, au rythme des douleurs (maximum cinq fois par jour).
En fonction de la zone douloureuse, certains traitements homéopathiques seront plus spécifiques.

- **Pour les cervicalgies**

Lors de cervicalgies aiguës avec une raideur cervicale et des contractures des trapèzes à la suite de troubles posturaux (assis penché en avant sur un ordinateur…), vous vous orienterez vers Actaea racemosa. Ce médicament homéopathique concerne le plus souvent les femmes nerveuses et stressées. Prenez 5 granules d'Actaea racemosa 5 ou 7 CH, deux ou trois fois par jour pendant sept jours.
Pour les torticolis, vous prendrez 5 granules de Lachnantes tinctoria 5 CH, trois ou quatre fois par jour pendant cinq jours.
Pour les névralgies cervico-brachiales avec douleurs violentes du trajet nerveux, aggravées par le mouvement et pendant la première partie de la nuit, prenez 5 granules de Kalmia latifolia 5 CH, deux ou trois fois par jour pendant une à deux semaines.

- **Pour les dorsalgies**

Pour les douleurs dorsales et les névralgies intercostales (consécutives à un nerf coincé entre deux côtes), prenez 5 granules de Ranunculus bulbosus 5 CH, deux ou trois fois par jour pendant une à deux semaines.

• **Pour les lombalgies**
Pour les douleurs du bas du dos et la sciatique, prenez 5 granules de Ranunculus bulbosus 5 CH, deux ou trois fois par jour pendant une à deux semaines.

L'oligothérapie

Pensez au cuivre !

Le cuivre est contenu naturellement dans les fruits de mer, le foie de bœuf et les légumes secs. En thérapie, il est utilisé pour ses importantes propriétés anti-inflammatoires et antalgiques. Il est souvent prescrit pour faire passer une poussée d'arthrose de faible importance, ainsi qu'une légère inflammation du disque et des muscles situés autour. Supplémentez-vous en cuivre si vous souffrez d'une douleur inflammatoire modérée de votre dos avec un dérouillage matinal supérieur à 30 minutes.
Comment l'utiliser ? Prenez Granions® de cuivre ou Oligosol® cuivre, 2 ampoules par jour pendant environ une semaine.

50. Le rôle de l'alimentation pour soulager les maux de dos

Une certitude aujourd'hui : une bonne hygiène de vie alimentaire (fruits et légumes, huiles et poissons riches en oméga 3, aliments alcalins, peu de produits laitiers...) aide à lutter contre l'encrassement des articulations et du dos. Des études scientifiques ont par ailleurs montré l'intérêt de certains micronutriments (vitamines, oligoéléments, extraits de plantes...) pour diminuer les douleurs du dos, protéger le cartilage des articulations du dos, et même réduire la consommation d'antalgiques.

Un dos sain se prépare aussi dans l'assiette !

Afin d'améliorer votre hygiène de vie en mangeant sain et équilibré, vous veillerez à consommer à chaque repas des fruits et des légumes frais, qui vous apporteront des vitamines C et E, des minéraux et des oligoéléments. Ainsi, vous nourrirez efficacement vos articulations du dos et diminuerez les effets de l'arthrose.

Mangez au moins deux ou trois fois par semaine des poissons gras (maquereau, sardine, saumon) et utilisez tous les jours une huile d'assaisonnement à base de colza ou de noix pour leurs apports en oméga 3.

À savoir : les oméga 3 sont des graisses essentielles que l'on doit apporter régulièrement à notre organisme à travers notre alimentation. Elles ont une action anti-inflammatoire prouvée sur les douleurs de dos et diminuent aussi le stress et l'anxiété. Moins d'inflammation et moins d'anxiété, c'est essentiel pour traiter un mal de dos, car les personnes qui souffrent du dos sont souvent anxieuses et ont du mal à gérer leur stress.

Mangez peu d'aliments acidifiants, tels que les fromages à pâte dure, les viandes et les céréales. En effet, ces aliments créent des inflammations dans les articulations du dos et des contractures musculaires. Mangez toujours davantage de fruits et de légumes !
Réduisez votre consommation de produits laitiers (n'écoutez pas les publicités !). En effet, les produits laitiers sont souvent mal supportés. Surtout, ils favorisent l'inflammation des articulations du dos. À terme, ils aboutissent à un encrassage des articulations qui peut rendre le dos raide et douloureux. Une portion d'un produit laitier par jour, pour un adulte, est amplement suffisante, à condition de manger beaucoup de fruits et de légumes.
Enfin, vous ajouterez dans votre alimentation des plantes aromatiques (herbes de Provence) et des épices (curcuma notamment), pour leur action anti-inflammatoire et drainante.

Conclusion

15 conseils pour ne plus souffrir du dos

1. Choisissez une bonne literie et adoptez une bonne façon de dormir et de vous lever de votre lit (voir pp. 169-170).
2. Dans la vie de tous les jours, tenez votre dos le plus droit possible, contractez vos abdominaux et utilisez vos jambes lorsque vous devez porter une charge (voir pp. 34 et 179).
3. Faites régulièrement des étirements des muscles du cou, du dos et des lombaires (voir pp. 195-212).
4. Renforcez votre dos (voir p. 213-217).
5. Comprenez votre mal de dos pour mieux y faire face.
6. Consultez rapidement un professionnel de santé avant que votre mal de dos ne s'aggrave (voir pp. 94 et suivantes).
7. Découvrez les avantages et les inconvénients des traitements chimiques pour votre mal de dos (voir pp. 116-128).

8. Recourez autant que possible aux médecines manuelles (ostéopathie, chiropraxie..., voir pp. 145 et suivantes).
9. Luttez contre la sédentarité et pratiquez une activité physique ou sportive (voir pp. 165-166).
10. Massez certains points d'acupuncture situés dans la main, le pied et le dos (voir pp. 218-231).
11. Utilisez les vertus des plantes grâce à la phytothérapie et à l'aromathérapie (voir p. 248).
12. N'oubliez pas les bienfaits de l'homéopathie et de l'oligothérapie (voir pp. 252-257).
13. Apprenez à vous relaxer grâce au yoga et à la méditation (voir pp. 244-247).
14. Devenez plus positif, détendez-vous, revisitez vos croyances négatives et essayez de changer votre façon de penser et de percevoir vos problèmes de dos (voir pp. 240-244).
15. Enfin, réapprenez à manger sainement pour soulager vos problèmes de dos (voir pp. 255-257).

Faire face aux maux de dos

Le mal de dos n'est plus maintenant un inconnu pour vous. Vous savez désormais comment fonctionne votre dos et quelles sont les principales maladies qui l'affectent.

Votre mal de dos est un signal d'alarme : vous ne souffrez pas par hasard. Pour prévenir et soigner votre mal de dos, vous devez faire en sorte de devenir le partenaire de votre médecin et de connaître les différentes approches chimiques et naturelles qui sont à votre disposition pour vous soulager. Votre guérison dépendra aussi de votre degré d'implication et des différentes médecines utilisées, au bon moment et avec discernement. Pour ne plus avoir mal au dos, votre implication personnelle est fondamentale (je ne saurais trop insister sur cet aspect). Apprenez à vous masser, à mieux respirer et à vous relaxer, changez votre hygiène de vie et votre alimentation, devenez plus positif… Enfin, entretenez votre corps avec une gymnastique quotidienne. Vous enclencherez tout un processus de régénération (physique et mentale) qui aura un impact sur votre façon d'être et d'agir. Vous mettrez alors toutes les chances de votre côté pour ne plus souffrir du dos. À vous maintenant d'agir et de passer de la théorie à la pratique !

Bibliographie

Robert Maigne, « Diagnostic et traitement des douleurs communes d'origine rachidienne, une nouvelle approche », *Expansion scientifique française,* 1989.

Jean-Yves Maigne, *Soulager le mal de dos,* Masson, Le Quotidien du Médecin, 2001.

Gilles Mondoloni, *Se soigner par l'ostéopathie,* Odile Jacob, 2006.

Philippe Maslo, *le Mal de dos,* Albin Michel, 1998.

Marc Marty, *Bien soigner le mal de dos,* Odile Jacob, 2002.

Xavier Phelip, *le Mal de dos,* Flammarion, 2000.

Michel Odoul, *Dis-moi où tu as mal, je te dirai pourquoi : les cris du corps sont les messages de l'âme,* Albin Michel, 2000.

Remerciements

J'adresse mes remerciements au Dr Jean-Yves Maigne et au Dr Didier Feltesse, qui ont accepté de rédiger les préfaces de ce livre et qui m'éclairent de leur rigueur scientifique depuis de nombreuses années.

J'adresse mes remerciements au Dr Marc Perez pour son amitié et son aide dans la conception de cet ouvrage.

Merci à Juliette Collonge pour son accompagnement et son professionnalisme au cours de la rédaction.

Enfin, un grand merci à ma femme, Fabienne, et à mes deux enfants, pour leur compréhension à l'égard des nombreuses formations que j'ai suivies et qui m'ont souvent tenu éloigné d'eux.

Table

Direction : Jean-Louis Hocq
Direction éditoriale : Suyapa Hammje
Direction de collection : Juliette Collonge
Édition : Marion Guillemet-Bigeard
Rédaction : Chloé Chauveau
Illustrations : Cécile Roubio
Conception graphique de la couverture : Stéphanie Brepson
Mise en pages : Nord Compo
Fabrication : Céline Premel-Cabic

ISBN : 978-2-263-06793-8
Code éditeur : S06793
Dépôt légal : mars 2015
Imprimé en Espagne par Liberdúplex

Découvrez la collection Bien-être en poche
et notre catalogue sur :
www.solar.fr

Solar | un département **place des éditeurs**

place
des
éditeurs